유산균이 운명을 바꾼다

만병의 시작은 장

이동호 지음

맑은샘

21세기의 눈부신 의학발전에도 불구하고 우리에게는 아직 그 정체를 모르는 질환이 산적해 있다. 치매, 뇌졸중, 심근경색, 협심증, 당뇨병 등 과거 서구인에게서 호발하던 질환들이 최근 한국인에서도 흔히 볼 수 있게 되었고, 궤양성 대장염, 크론병 등 과거 한국인에게서 보기 힘들었던 소화기 질환이 급증하고 있다. 또한 서구인에게서 흔히 발생하던 대장암, 유방암, 전립선암도 한국인에게 흔한 암이 되었다.

이러한 질병의 서구화는 장구한 세월을 요하는 유전적 변화라기보다 최근 한국인의 생활이 서구화되면서 따라오는 환경적 요인에 기인할 것으로 생각되고 있다. 고지방, 고칼로리의 음식, 서구식 주거환경, 철저해진 위생 등 서구식 환경적 요인이 한국인의 질병 양상에 커다란 변화를 일으키고 있을 것으로 쉽게 유추할 수 있다. 이 중에서도 이들 서구식 환경요인의 변화에 따른 장내세균의 변화가 인체의 면역시스템에 영향을 주어 한국인의 최근의 질병 양상의 변화를 가져오고 있을 것임을 생각해 볼 수 있다. 장내세균에 대한 연구는 현대의학에서의 주요과제이며, 장내세균을 이용한 질병의 치료, 예방은 전 세계 의학도들의 중요한 관심사가 되고 있다.

이 책에서 장내세균에 의한 인간의 여러 질병의 발생기전, 변화되는 질병 양상에 있어 그 역할이 제시되고 있고, 여러 질병의 치료, 예방 등에 관한 자세하고 광범위한 연구 결과가 소개되고 있다. 이 책을 통해 장내세균에 대한 활발하고 진일보한 연구가 이루어지길 기대한다.

2017.12.

분당서울대학교병원 소화기내과 교수 송인성

90년대부터 시작된 인간게놈프로젝트를 통해 인간의 유전체 연구를 진행했던 많은 과학자들은 인간 유전체를 분석한 뒤 상당히 실망했다고 합니다. 그 이유는 사람의 유전자 수가 우리가 자주 먹는 쌀(벼)의 유전자 수에 절반 정도에 불과했기 때문입니다. 만물의 영장인 인간의 유전자가 쌀 유전자보다 작다니 놀랍지 않습니까?

사실 우리 몸을 이루는 세포 중 90%는 장내미생물을 중심으로 인간과 공존하는 여러 미생물 공동체에서 비롯된 것입니다. 실제로 유전체 분석을 해보면 장 내에는 인간 유전자보다 150배 이상 많은 유전자의 장내미생물이 존재한다고 합니다. 인간을 구성하는 유전자는 작지만 인간과 함께 하고 있는 또 다른 엄청난 유전체가 있다는 것이 의미하는 바는 무엇이며, 왜 이런 어마어마한 수의 장내미생물이 인류와 함께 공존했을까요?

"All disease begins in the gut" - Hippocrates (460 - 370 BC)
"모든 질병은 장에서부터 시작된다." – 히포크라테스 (기원전 460–370)

이는 의학의 아버지라고 불리며 의학사에 가장 중요한 인물 중 한 명으로 꼽히는 히포크라테스가 한 말입니다. 한편 그는 장내미생물이 우리 몸 전체 건강상태에 영향을 줄 수 있음을 암시하는 말도 했습니다.

"Health is determined by the microbiota in our gut" - Hippocrates
"건강은 바로 우리의 장 속에 있는 미생물에 의해 결정된다." – 히포크라테스

히포크라테스는 일찍부터 모든 질환의 근원이 장에서 비롯됨을 알고 있었고 그것을 주장하는 명언을 남겼습니다. 이것이 현대에 들어서 수많은 연구를 통해 사실로 증명되고 있습니다. 노화, 비만, 당뇨, 암, 스트레스성 질환 등 여러 질병이 장내미생물과 직접 또는 간접적으로 긴밀하게 연관되어 있다는 것이 점차 밝혀지고 있는 것입니다. 이제 우리는 우리 몸 속 장내미생물에 주목 할 필요가 있습니다.

목차

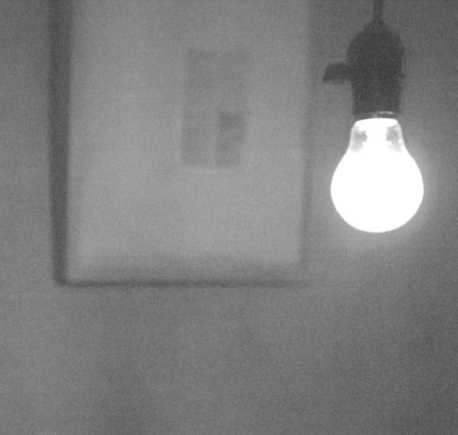

강선구 – 만들어진 유물 '살다' / 가변설치 / 시멘트캐스팅, 국어사전, 조명장치 / 2016

장내미생물

C
H
A
P
T
E
R
01

·
·
·

인간이 수백만 년 동안 생존할 수 있었던 것은
결코 인간 유전자만의 힘이 아니라 우리 몸 안
에 담긴 거대한 우주와 같이 엄청난 미생물과
함께 해왔기 때문이라고 생각한다. 이것은 실
로 위대한 여정이 아닐 수 없다.

우리 몸 속 미생물

　인류의 탄생은 수백만 년 전까지 거슬러 올라간다. 오스트랄로피테쿠스에서 호모 에렉투스, 네안데르탈인, 호모 사피엔스 등 수백만 년 동안 이어진 인류의 역사와 진화의 시간동안 인간이 혼자 진화한 것은 아니다. 인간 안에 공존하는 장내미생물도 인간과 함께 진화해왔다.

　우리 몸 속 장내미생물은 사람의 세포 수보다 통상 10배 이상인 약 200조의 세포를 가지고 있으며, 그 종류는 약 4천~1만 종 이상으로 알려져 있다. 또한 유전자의 크기는 인간 유전자 크기의 약 150배에 이르는 것으로 파악된다. 1990년대 미국에서는 인간게놈프로젝트를 통해 인간의 유전체연구를 시작하였는데 인간의 유전자 수를 분석한 결과 약 3만개 정도 되는 것으로 추정되었다. 적게는 2만 7천 개에서 많게는 3만 5천 개까지 주장하는 학자들이 있으나, 이것은 사실상 쌀(벼)의 유전자의 절반 정도에 지나지 않는다. 문명과 언어를 창조하고 과학을 선도하는 인간이 쌀 유전자의 절반 밖에 되지 않는 수준의 유전자를 가지고 있다는 사실에 많은 과학자들은 실망하기도 하고 의문스러워하기도 했다.

그러나 해답은 우리의 장에 있었다. 우리 장 내에는 무려 350만개의 유전자를 가진 장내미생물이 자리 잡고 있고 엄청난 미생물 유전자가 인간 세포와 끊임없이 긴밀하게 소통하고 있다. 인간은 이것을 적극 활용하여 장내미생물과 서로 신호를 주고받고 자극을 주며 서로의 기능을 극대화하는 쪽으로 진화해 온 것이다. 따라서 장내미생물은 인간과 공존하며 인간의 몸을 지켜주는 우리의 친구이자 또 다른 나라고 말할 수 있다.

미생물의 적응력

오늘 책을 읽고 있는 여러분과 내가 아프리카 여행을 떠난다고 생각해 보자. 우리는 아프리카의 더운 날씨와 아프리카에서 자라나는 열대 과일을 먹는 것에 큰 문제없이 금방 적응할 수 있을 것이다. 하지만 환경에 적응하는 것이 과연 그렇게 쉬운 일일까?

모든 생물은 주어진 환경에 적응하고 생존하기 위한 방법으로 유전적 변이를 통해 계속적인 변화와 다양성을 유지해왔다. 인간 역시 혹독한 기후, 기대하지 않았던 음식물, 여러 가지 시시각각 변화하는 환경에 적응하며 살아왔다. 그렇지만 유전적 변화를 통해 다양한 환경에 적응하기에는 인간 유전자의 변화속도는 상당히 느리다. 인간이 환경에 적응하여 유전자에 변이가 이루어지기 위해서는 적어도 수백 년, 수천 년 또는 수만 년의 시간이 흘러야 한다. 인간의 생물학적 변화속도는 결코 환경의 변화속도를 따라잡기 어렵다. 반면 미생물은 생식주기가 짧고 유전자 변이속도가 빨라 극한환경에서의 적응력이 매우 뛰어나다. 유전자 변이가 수 분, 수 시간 혹은 수 일만에도 이루어질 수 있기 때문에 거칠고 혹독한 환경을 극복하고 살아남을 수 있다.

많은 학자들은 미생물이 우리 몸에 공생하게 된 이유를 빠르게 변화하는 여러 대외 환경에 인간이 보다 빠르고 적극적으로 대응하기 위해서라고 추정하고 있다. 날씨, 음식물, 그 밖에 다양한 외부적인 스트레스에 발 빠르게 대응하기 위해서는 느리게 변화하는 인간의 유전자로는 부족하기 때문에 이를 보완하여 적응력을 높여줄 장내미생물이 필요하다는 것이다. 장내미생물은 인간에게 있어서 외부적 환경에 빠르게 적응할 수 있는 능력을 제공해 준다. 그렇기 때문에 인간은 장내미생물 없이는 진화도 어렵고, 생존하기도 어렵다고 할 수 있다.

필자는 이것이 바로 생명의 원리라고 생각한다. 생명의 근원적인 원리는 나 홀로 존재하는 것이 아니라 여러 생명체들과 공존, 공생, 협동하는 것이다. 인간이 수백만 년 동안 생존할 수 있었던 것은 결코 인간 유전자만의 힘이 아니라 우리 몸 안에 담긴 거대한 우주와 같이 엄청난 미생물과 함께 해왔기 때문이라고 생각한다. 이것은 실로 위대한 여정이 아닐 수 없다.

장내미생물의 기능

면역체계 강화

우리와 함께 살아가고 있는 장내미생물의 중요한 기능은 첫째로 면역 시스템을 교육(education) 또는 단련(training)시켜 우리 몸의 면역체계를 강화시키는 역할을 들 수 있다. 쉽게 말하자면 우리 몸을 지키는 군대를 훈련시키는 것이다.

인간의 면역시스템은 외부에서 침입하는 이물질을 직접 공격하여 파괴해서 없애버리거나, 외부 물질로 인한 감염으로부터 장·단기적인 저항성이 생기도록 항체를 만들어주는 방식으로 외부에서 들어오는 이물질로부터 몸을 보호해왔다. 다시 말해 몸에 침입한 외부물질을 인식하여 아군인지 적군인지 명확하게 구분하고 군대를 동원하여 격파하거나 교화시켜 우리에게 해가 되지 않도록 하는 것이다.

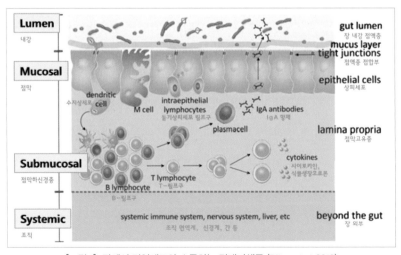

[그림 1] 장에서 면역세포와 소통하는 장내미생물 (Rijker et al.,2010)

장내미생물은 이러한 우리 몸의 군대 역할을 하는 면역체계를 강화시킨다.

예를 들어 장의 면역시스템은 장 상피세포, 점막층, 면역세포 등이 장 점막조직의 방어벽을 형성해 외부에서 침입한 병원균을 처리하고 중화시켜 숙주를 방어한다. 이때 장내미생물은 장 상피세포의 분화와 혈관 생성에 관여하고 숙주의 방어능력 구축에 중요한 역할을 한다. 특히 장 점막층은 우리 몸의 일차적인 방어기능을 담당하고 있는데 최근 연구를 통해 장내미생물이 장 점막의 외부층에 주로 분포한다는 사실이 알려졌다(Hooper LV and acpherson AJ, 2010). 만일 장 방어막이 깨져서 장내미생물이 점막의 면역세포에 노출되면 염증반응이 일어나기도 하지만 선천면역의 활성을 통해 오히려 염증반응을 억제하고 질병을 경감시키는 효과가 있다는 보고가 있다. 또한 장내미생물의 조성과 다양성은 숙주의 면역시스템을 조절하고 다시 공생세균에 피드백되어 면역시스템 간에 상호 영향을 미치는 것으로 알려져 있다. 실제로 많은 연구에서 항생제를 처리한 마우스나 무균 상태의 마우스에서는 병원체 감염에 대한 면역 유도 작용이 떨어져 감염에 대한 저항성이 낮아지는 것으로 나타났다(Cebra, 1999).

그러한 점에서 무균 상태로 엄마 뱃속에 있는 태아가 어떠한 면역력도 획득하지 못한 채 세상에 나오는 것은 매우 위험한 일이다. 따라서 어머니의 뱃속에서 나와 외부에 노출된 후에도 건강하게 살아남을 수 있도록 해주는 유익한 장내미생물의 취득은 필수적이라 할 수 있다. 분만 과정은 모체로부터 다양한 장내미생물을 전달받을 수 있는 매우 중요한 첫 번째 기회가 된다.

임신 말기가 되면 산모의 몸에는 변화가 일어난다. 우선 산모가 가지고 있는 가장 유익한 균들이 이동하기 시작하는데 질과 장 속에 다양한 유익균들이 포진하게 된다. 그 후 분만 때가 되면 자궁수축 호르몬이 나와 자궁을 수축시키고 아기를 자궁에서 바깥세상으로 밀어낸다. 이 과정에서 아기는 엄마의 질과 항문 주변에 있는 다양한 유익한 장내미생물들을 접촉하게 되고 엄마가 가진 미생물은 아기에게 완벽하게 전수되는 것이다.

한 가지 흥미로운 점은 자궁수축 호르몬이 엄마의 자궁만 수축시키는 것이 아니라 엄마의 장도 함께 수축시킨다는 것이다. 이 때문에 출산 과정에서 산모는 생각지도 못하게 변을 지리는 당황스러운 경험을 하게 된다. 그러나 이것은 그야말로 엄청난 신의 한 수라 할 수 있다. 왜냐하면 산모가 가진 장내 유익균을 아기에게 전해주기 위해서 어쩌면 꼭 필요한 과정이기 때문이다. 특히 산모가 변을 지리게 되면 엄마의 장속에 있는 많은 유익균들이 대변을 통해 항문으로 빠져나오게 되고 아기는 이것을 입으로 묻히고 피부에 바르면서 나온다. 이렇게 엄마가 갖고 있는 유익한 미생물을 질과 항문 주위에서 입에 묻히고 먹거나 혹은 피부에 바르고 나오는 행위, 스포츠에서 터치다운하는 것 같은 행위를 통해서 아기는 엄마의 가장 중요하고 유익한 장내미생물을 자기 것으로 만들 수 있다. 그렇기 때문에 통상적으로 자연분만으로 태어나는 아이들이 제왕절개로 태어난 아이들에 비해 튼튼한 장내미생물을 가질 수 있게 된다.

제왕절개를 통해 태어난 아기들은 엄마의 좋은 유익균을 자기의 것으로 만들 수 있는 아주 중요한 첫 번째 기회를 놓치는 대신 엄마의 피부를 통해 포도상구균(*Staphylococcus aureus*)[1]이나 각종 여드름균을 접촉한다.

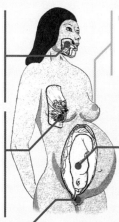

Mouth 입
- Amniotic fluid bacteria with an oral origin include *Fusobacterium nucleatum*, *Streptococcus* spp., *Bergeyella* spp., *Porphyromonas gingivalis*, *Rothia dentocariosa*, and *Filfactor alocis*.
- Oral bacteria are likely transmitted to the uterus via the blood stream, especially if gingiva inflammation is present.

Internal Breast 유방 내
- Asceptically-collected breast milk contains 100-600 OTUs. Abundant genera include *Streptoccocus*, *Staphylococcus*, *Serratia*, *Corynebacteria*, *Lactococcus*, *Weisella*, and *Leuconostoc*.
- An entero-mammary pathway brings gut bacteria to the mammary gland via lymph and blood circulation. External sources of milk microbes include the maternal skin and infant oral cavity.

External Breast 유방 표면
- The sebaceous skin of the breast is an external source of microbes for breast milk (*Staphylococcus* and *Corynebacteria*) but may also provide skin bacteria not common in milk (such as *Propionibacteria*) to the suckling infant.

Uterus 자궁
- Contrary to the "sterile womb" paradigm, bacteria are found in umbilical cord blood, amniotic fluid, fetal membranes, and meconium of healthy, term infants.
- Meconium microbiomes are dominated by Enterobacteriaceae (*Escherichia* and *Shigella*) and lactic acid bacteria (*Leuconostoc*, *Enterococcus*, and *Lactococcus*).
- Microbes likely gain access to the womb through ascension from the vagina and/or through the blood stream for bacteria of intestinal or oral origin.

Vagina 질
- Vaginal microbial communities vary significantly among women of different ethnicities and could influence which microbes are transferred to an infant.
- The vaginal microbiota becomes less diverse during pregnancy while certain *Lactobacillus* species become enriched.
- The initial microbiota of vaginally-born infants resembles that of their mother's vagina, while that of C-section infants is dominated by skin microbes not related to those of their mother.

[그림 2] 엄마가 아이에게 미생물을 전달할 수 있는 경로 (Funkhouser and Bordenstein., 2013)

결국 이러한 균들이 아기의 장 속에 정착하지만 포도상구균과 각종 여드름균은 아기의 장과 건강을 지켜줄 수 있는 유익한 미생물이 아니기

....

1 자연계에 널리 분포되어 있는 세균의 하나로서 식중독뿐만 아니라 피부의 화농 · 중이염 · 방광염 등 화농성질환을 일으키는 원인균

때문에 엄마의 질과 항문 주위에 있는 좋은 장내미생물과는 전혀 다른 역할을 하게 된다. 제왕절개로 태어난 신생아들이 생후 1년 안에 괴사성 장염과 같이 생명을 위협하는 중증 질환에 걸릴 가능성이 높은 것은 이 때문이다. 그 밖에도 제왕절개로 태어난 아기들은 자연분만으로 태어난 아기들에 비해 아토피, 알레르기, 천식 등의 자가면역 질환에 걸릴 확률이 높다는 것은 여러 의학저널을 통해 보고되고 있다.

그렇지만 다행히 엄마의 건강한 유익균을 전달받을 수 있는 경로가 출산과정 한 가지만 있는 것은 아니다. 2013년 PLOS에 발표된 에세이에 아이가 엄마에게 미생물을 전달받을 수 있는 경로에 대해 설명하고 있다. 산모의 양수, 태막, 제대혈에서 다양한 미생물이 확인되었으며, 특히 초유에는 아기의 장 건강에 좋은 비피도박테리움(*Bifidobacterium*) 등의 미생물이 많이 들어 있는 것으로 알려져 있다.

대사 작용

장내미생물의 또 다른 중요한 기능 중 하나는 사람이 소화시키지 못하는 물질들을 분해하여 흡수할 수 있도록 도와주는 것이다. 장내미생물 중 유익균은 우리가 소화시키지 못하는 전분이나 다당류를 분해하고 비타민, 엽산, 단쇄지방산(SCFA, Short Chain Fatty Acid) 등 우리 몸에 필수적인 영양소를 배출한다.

특히 다당류의 분해과정에서 생성되는 단쇄지방산은 우리 몸의 여러 면역세포 활성에 관여하여 면역시스템과 염증반응을 조절하고 암 발생을 억제하는 것으로 알려져 있다. 단쇄지방산은 대장 점막세포의 에너지 원으로 쓰인다. 이것은 장 점막세포를 증식시키고, 수분과 전해질의 흡수과정을 촉진시키기 때문에 단쇄지방산이 있어야 장 점막세포가 위축되지 않고 계속해서 왕성하게 자라고 수분과 전해질을 완벽하게 흡수할 수 있다.

또 다른 기능으로는 시클로옥시게나아제(cyclooxygenase) COX-2 효소의 발현을 억제하는 것이다. COX-2는 우리 몸에서 염증반응을 일으키고 종양 형성과 성장에 관계된 효소로써 양성종양의 50%, 선암의 80-85%에서 COX-2 효소가 과량 분비되는 것이 확인되었다. 따라서 COX-2 효소를 억제함으로써 단쇄지방산이 염증반응과 종양 형성을 줄여주는 역할을 하는 것이다.

그 밖에도 단쇄지방산은 암 발생 과정을 예방하고 렙틴(Leptin)[2] 분비를 증가시켜 비만을 예방할 수도 있으며 몸 안의 활성산소들을 감소시켜 염증발생을 억제할 수 있다. 그리고 백혈구의 기능을 촉진시켜 해로운 적으로부터 우리의 몸을 보호할 수 있는 방어력을 갖출 수 있도록 도움을 준다.

두 번째로 장내미생물은 담즙의 대사에 관여한다. 담즙은 간에서 생성되어 쓸개에 저장되었다가 장으로 분비되기 때문에 쓸개즙이라고도 하는데 물에 녹지 않는 지방을 수용성으로 바꿔 지방의 분해와 흡수를 돕

---

2 일반 지방 세포에서 분비되는 식욕 억제 단백질

는 역할을 한다. 장내미생물은 콜레스테롤과 담즙의 대사에 관여하여 다양한 대사산물을 만들어 낸다. 담즙이 장내미생물에 의해 대사되어 생성되는 2차 담즙산은 간, 신장, 심장을 포함한 주변 조직에서도 검출 되었고 항상성[3]에 영향을 미치는 것으로 나타났다. 따라서 생성되는 2차 담즙산의 종류와 양에 따라 건강에 영향을 미치고 질병의 발생을 촉진시킬 수 있다. 담즙 대사에 관여하는 장내미생물로는 표1과 같이 박테로이데스(*Bacteroides*), 비피도박테리움(*Bifidobacterium*), 클로스트리듐(*Clostridium*) 등의 미생물이 있다.

[표 1] 담즙 대사에 관여하는 미생물

반응	미생물 종류
Deconjugation	*Bacteroides, Bifidobacterium, Clostridium, Lactobacillus, Listeria*
Oxidation and epimerization	*Bacteroides, Clostridium, Escherichia, Egghertella, Eubacterium, Peptostreptococcus, Ruminococcus*
7-Dehydroxylation	*Clostridium, Eubacterium*
Esterification	*Bacteroides, Eubacterium, Lactobacillus*
Desulfatation	*Clostridium, Fusobacterium, Peptococcus, Pseudomonas*

게다가 장내미생물은 음식물의 소화과정뿐 아니라 약물의 흡수, 분포, 대사, 배출 등 약물대사과정에도 관여한다. 사람에 따라 특정 약에 대한 평가나 효능이 다르게 나타날 수 있는 것은 바로 이 때문이다. 같은 약을 처방한다고 해도 그 사람 안에 있는 장내미생물의 종류와 다양성에 따라 소위 "약발이 잘 받는" 사람, "약발이 잘 안 받는" 사람으로 약효가 차이 나게 되는 것이다.

....

3 외부환경이 변하더라도 외부환경에 관계없이 체내환경을 일정하게 유지하려는 성질

장내미생물은 i) 약물의 화학구조를 바꾸는 효소를 배출하거나 ii) 약물 대사를 방해하는 대사물질을 배출하거나 iii) 간에서 배출되는 효소나 다른 장내 효소의 반응성과 레벨을 바꾸거나 iv) 인간의 대사유전자 발현을 조절함으로써 약물대사에 영향을 미친다. 또한 장내미생물은 환원(reduction), 가수분해반응(hydrolysis), 탈수산화반응(dehydroxylation), 탈알킬화반응(dealkylation), 탈메틸화반응(demethylation), 탈카르복실화반응(decarboxylation), 아세틸화(acetylation), 탈아미노화반응(deamination), 탈접합반응(deconjugation) 등의 다양한 반응기전을 통해 약물대사에 영향을 미친다.

장내미생물이 영향을 주는 것으로 알려진 간과 장내 효소에는 에톡시-O-에틸레이즈(Ethoxy-O-ethylase), 글루타치온 S-트랜스퍼레이즈 A 1/2(Glutathione S-transferase A 1/2, GSTA1/2), 글루타치온 S-트랜스퍼레이즈 A4(Glutathione S-transferase A4, GSTA4), 글루타치온 S-트랜스퍼레이즈 M1(Glutathione S-transferase M1, GSTM1), 에폭사이드 하이드록실레이즈 1 효소(Epoxide hydroxylase 1(EPHX1) enzyme), 에폭사이드 하이드록실레이즈 2 효소(Epoxide hydroxylase 2(EPHX2) enzyme), 술포전달효소 1C2(Sulfotransferase 1C2, SULT1C2 enzyme), 술포전달효소 1B1(Sulfotransferase 1B1, SULT1B1 enzyme), N-아세틸기전달효소 1(N-acetyltransferase 1, NAT1)&N-아세틸기전달효소 2(N-acetyltransferase 2, NAT2), 글루타치온과산화효소 2(Glutathione peroxidase 2(GPX2) enzyme) 등이 있으며, 디곡신(digoxin), 플루사이토신(flucytosin), 타이레놀이란 상품

으로 잘 알려진 아세트아미노펜(acetaminophen) 등 30가지 이상의 약물들에 대하여 장내미생물의 역할을 연구한 데이터가 있으나, 앞으로 장내미생물과 더 많은 약물 대사에 대한 실험 연구 결과들이 나올 것으로 기대되고 있다(그림3).

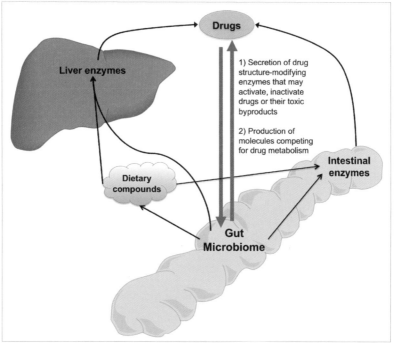

[그림 3] 장내미생물과 약물 사이의 상호작용 (Saad et al., 2012)

유전자 발현

유방암 유전자를 가지고 있는 쌍둥이 자매에 관한 이야기가 있다. 쌍둥이 자매는 똑같은 유방암 유전자를 가지고 있었지만 언니는 유방암에 걸리지 않고 동생이 유방암에 걸리게 되었다. 어떤 요인들이 유방암 유전자의 스위치 상태를 온(on)/오프(off)로 만들 수 있었던 것일까?

우리는 부모님에게서 받은 유전자가 우리의 운명이고 평생 바꿀 수 없다고 생각한다. 틀린 말은 아니다. 하지만 우리가 물려받은 유전자가 전부 발현되어 겉으로 드러나고 표현되는 것은 아니다. 즉 유방암 유전자를 가지고 있다고 해서 우리가 꼭 유방암에 걸리게 되는 것은 아니며 우리가 물려받은 유전자 중에서 실제로는 발현되지 않는 유전자도 존재한다. 2004년 네이처에 발표된 연구에 의하면 인간의 유전자 발현을 조절하는 염색체 부위와 유전자 조절에 관여하는 전사조절 네트워크 복합체가 적어도 1,000여 개 이상 존재한다고 한다. 이러한 유전자 발현을 조절하는 인자들에 영향을 미쳐 결과적으로 유전자 발현의 스위치 역할을 하는 것이 바로 장내미생물이다.

우리 몸 속 장내미생물은 외부에서 들어오는 음식물, 스트레스, 기타 요인에 의해 그 구성과 분포가 달라지며 그에 따라 우리가 고유하게 가지고 있는 유전자의 발현 스위치에 불이 켜질 수 있고 꺼질 수도 있다. 유전자 발현 스위치가 꺼진다면 그 유전자를 가지고 있어도 결코 그 유전자의 속성이 표현되지 않게 되는 것이다.

저널 클리니컬 에피제네틱스(Clinical Epigenetics)에서 이에 관해 자세히 설명하고 있다. 장내의 락토바실러스(*Lactobacillus*) 또는 비피도박테리아(*Bifidobacteria*) 같은 유익한 미생물은 앞서 설명한 대사과정을 통해 엽산(folate), 단쇄지방산(SCFA : Short Chain Fatty Acid) 중 하나인 부티레이트

(butyrate)[4], 비오틴(biotin), 아세테이트(acetate) 등을 생성한다. 여기서 부티레이트는 p21, BAK와 같은 암세포에서 침묵하는 유전자를 활성화시키는 작용을 한다. 또한 장내 부티레이트 농도가 증가하면 암을 예방하고 장을 보호하는 역할을 하며 장내 산도(pH)를 제어하여 장내미생물 조성을 조절하며 염증을 억제하는 항염 작용과 종양 발생을 억제하는 항암 작용을 한다.

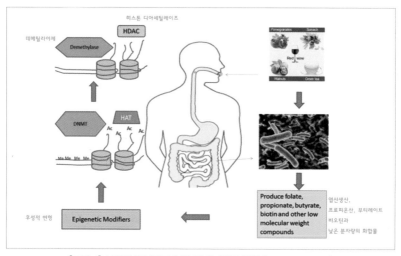

[그림 4] 섭취한 음식물로 인한 장내미생물 영향 (Paul et al., 2015)

이러한 부티레이트는 우리가 먹는 음식과 장내미생물의 조성에 의해 생성된다. 따라서 발암 유전자를 가지고 있다고 하더라도 몸 안에 좋은 유익균이 살고 있고 좋은 음식물을 섭취한다면 몸 안에는 부티레이트가

....

4 낙산염. 대장의 산도(pH)를 낮추고 대장세포에 에너지 공급

많이 생성될 것이고, 이 생성된 부티레이트가 지속적으로 항암작용을 하여 발암 유전자가 발현되는 것을 억제할 것이다.

이것을 후성유전학(epigenetics)[5]이라고 한다. 부모님으로부터 물려받은 유전자가 좋거나 혹은 나쁘더라도 우리가 어떤 음식을 섭취하고 장내에 어떠한 세균들을 가지고 있느냐에 따라서 유전자 운명이 바뀌게 되는 것이다. 좋은 장내미생물, 유익균을 많이 갖게 되면 우리가 설사 부모님으로부터 나쁜 유전자를 물려받게 되더라도 그 유전자의 스위치는 켜지지 않을 것이다.

----

5 발생한 개체의 표현형이 환경에 의하여 변이를 나타내는 것. 유전형이 완전히 변하는 것은 아니다

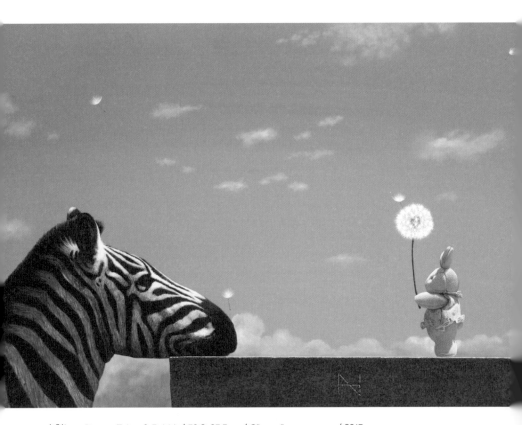

송형노 – Dream–Zebra & Rabbit / 50.8x65.5cm / Oil acrylic on canvas / 2015

현대인의 생활과 건강

CHAPTER

02

·
·
·

항생제는 감염성 질환, 질병의 치료에 없어서
는 안되는 중요한 물질이지만 오남용의 문제로
인해 슈퍼박테리아의 출현 등 치명적으로 변화
하고 있고 우리의 장내미생물에도 영향을 미쳐
우리의 건강을 위협하고 있다.

얼마 전 영국 의학저널 '랜싯'에 경제협력개발기구(OECD) 35개 회원국
의 기대수명을 분석한 보고서가 발표되었다. 이 보고서에 따르면 2030년
대부분의 조사 대상국의 기대수명은 모두 증가하였고 남녀 간의 격차는
줄어들 것으로 예상되었다.

우리나라 여성의 기대수명은 90.82세로 세계 1위로 예측되었는데 한국
남성의 기대수명 역시 84.07세로 처음으로 세계 1위에 올라 우리나라가
남녀 모두 세계 최장수 국가로 전망되었다.

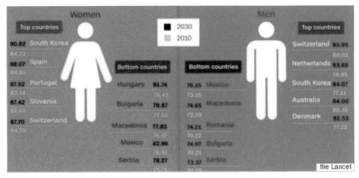

[그림 5] 2010년과 2030년의 남녀 기대수명 (출처:랜싯)

연구를 주도한 마지드 에자티 교수는 영국 BBC방송 인터뷰에서 한국

인의 기대수명이 급증한 원인에 대하여 더 많은 사람들이 교육과 영양의 혜택을 균등하게 누리게 되는 시스템의 발전과 혈압 관리를 잘하고 있으며, 비만률이 낮기 때문이라고 설명했다.

세계적으로도 의료기술의 발달, 공공 위생관리의 강화, 항생제의 사용으로 인해 개인의 기대수명이 증가하고 있다. 하지만 그와 반대로 환경오염과 현대인의 바쁘고 스트레스 많은 삶, 불규칙한 식습관은 건강에 좋지 않은 결과를 가져왔다. 이번 챕터에서는 현대인의 생활에 대해 살펴보고 그로 인한 건강상의 문제에 대하여 다뤄보고자 한다.

현대인의 식생활

우리나라의 전통적인 식사는 곡류와 채식 위주로 되어 있어 적절한 칼로리의 섭취와 함께 비타민, 미네랄 및 섬유질이 풍부하여 성인병 문제가 없었다. 그러나 현대 사회에 들어서 인스턴트 식품 섭취 및 외식의 증가에 따라 동물성 지방, 동물성 단백질, 백설탕 등의 과잉섭취, 비타민, 미네랄, 섬유질의 섭취 부족으로 말미암아 암, 심뇌혈관 질환 등 성인병으로 인한 사망이 크게 증가하게 되었다. 가공식품에 들어가 있는 설탕, 트랜스 지방, 포화 지방산 등 유익하지 않은 영양소의 과다 섭취는 칼로리 증가와 함께 비타민과 미네랄의 부족을 가져오는 영양 불균형의 중요한 요소로 제시되고 있다. 젊은 연령층에서 정제당, 단순당, 단 음식 등 설탕이 많이 들어간 음식들 혹은 섬유질을 제거한 정제된 식품(refined food), 그리고 여러 가지 인스턴트 및 가공식품을 주로 섭취하고 있는데 이것은 우리 몸 안에서 염증균과 유해균 증식을 촉진시킨다. 이것은 장 내미생물의 변화를 야기시켜 종국적으로는 장 건강의 악화를 초래하게 된다. 이렇게 장내미생물로 인해 영향을 받아 늘어나는 장질환에는 염증성 장질환, 궤양성 장질환, 크론병과 대장암과 같은 소화기 암이 있다.

그 중 크론병은 유해한 박테리아에 지나치게 반응하는 면역 체계로 유발되는 만성적인 장 질환이다. 필자가 있는 서울대학교병원에서 약 30년 전 10년간 크론병 환자를 모았는데 그 때 모인 환자는 고작 13명 정도밖에 되지 않았다. 그러나 지금 우리나라에서 크론병과 궤양성 대장염 환자를 합치면 거의 4만 5천 명에서 5만 명이 될 정도로 급증했다. 30년 동안 한국인의 유전자가 변한 것이 아니라 섭취하는 음식이 변했고 음식의 변화로 인해 장내미생물의 균형에 변화가 왔기 때문이다. 특히 서구화된 식습관으로 인해 장내에 염증을 일으키는 유해균이 많아지고 염증을 억제하는 유익균이 감소했기 때문에 이러한 염증성 장 질환이 많아졌다고 해석할 수 있다.

이러한 염증성 장 질환이 우리나라에서만 급증하는 것은 아니다. 이미 서구식 식생활을 일찍 도입한 일본의 경우에도 30~40년 전부터 이러한 염증성 장 질환이 급증하고 있으며, 최근에는 한국과 더불어 중국, 대만, 싱가포르, 홍콩, 말레이시아, 인도네시아 등 경제적으로 많은 발전을 이룬 아시아 국가에서노 궤양성 대장염과 크론병이 급증하고 있다. 모두 식생활에서 비롯된 문제라고 할 수 있다.

환경오염

급속한 발전으로 우리의 삶은 편하게 바뀌었지만 인간의 생활과 생산, 소비활동에서 배출되는 물질로 인해 우리의 생활터전은 오염되고 말았다. 환경오염은 기존의 질병을 악화시키기도 하고 새로운 질환들을 생성하기도 하였다. 근래에 들어서는 건강과 직결된 환경문제에 대해 많은 사람들이 관심을 갖기 시작하여 오염된 환경을 정화하고 오염을 최소화하려는 노력이 법제도적 측면에서뿐만 아니라 사람들의 인식 개선을 통해 조금씩 이루어지고 있다. 그렇지만 우리를 둘러싼 토양, 대기, 수질, 그 밖의 환경이 오염되지 않도록 완벽히 제어하는 것은 어려운 현실이며 환경성 질환의 증가는 현대사회에서 필연적인 결과일 수밖에 없다.

특히 알레르기성 질환은 도시화와 산업화가 이루어지면서 유병률이 높아진 질병이다. 알레르기성 질환은 특정한 물질에 대해 비정상적으로 나타내는 과민 반응을 말하는데 콧물 · 재채기 · 두드러기 · 호흡곤란 등이 대표적인 증상이다. 발병하는 위치와 증상에 따라 알레르기성 비염, 알레르기성 천식, 아토피성 피부염, 알레르기성 결막염 등으로 나눌 수 있으나 질환의 부위와 명칭은 달라도 근본적인 원인은 같다고 할 수 있다. 알레르기성 질환은 환자의 목숨을 좌우할 정도의 중병은 아니지만 평생에 걸쳐 일상생활에 불편을 미치기 때문에 그 고통은 세상의 어느 병보다 심각하다고 할 수 있다.

이러한 알레르기성 질환의 치료법으로는 우선 알레르기 검사 등을 통해 원인 항원을 찾은 후 원인 물질에 노출하는 것을 피하여 증상을 경감하는 방법이 있다. 이것은 가장 이상적인 치료법이라고 할 수 있지만 실제로는 항원을 완벽하게 피하기는 쉽지 않은 현실이다. 그 외에 치료법으로는 항히스타민제 등의 약물을 사용하는 약물요법이나 항원의 농도를 높여가면서 반복적으로 투여하여 원인이 되는 항원에 대한 과민성과 염증반응을 감소시키기는 면역치료법이 있다. 최근에는 이러한 알레르기성 질환에 장내미생물이 관련되어 있다는 것이 확인되어 알레르기성 질환의 원인과 치료를 위해서 장내미생물이 주목받고 있다.

고령화 사회

우리나라는 의료기술의 발달로 인한 수명 증가, 출산율 저하 등의 문제로 인구 중 노인이 차지하는 비율이 급증하는 고령화 사회에 직면해 있다. 일찍이 OECD 국가에서는 1960년대부터 노인인구의 평균 비중이 8.7%로 이미 고령화 사회의 추세를 보이고 있었고, 노인인구가 해마다 증가하는 추세를 보임에 따라 피할 수 없는 사회현상으로 여겨지고 있으나 급속한 고령화는 인류가 그동안 경험해 보지 못한 다양한 사회적 문제를 야기한다는 점에서 문제가 되고 있다.

인구 고령화는 사회경제적으로 많은 부담을 주는데 인구가 고령화함에 따라서 노동력 인구의 감소로 노동력 부족, 연금수혜인구 증가로 사회보장제도의 재편이 필요한 한편 건강측면에서는 수명의 연장과 더불어 노인은 젊은 사람들에 비해 만성질병에 걸린 확률이 높기 때문에 의료비의 상승과 의료서비스의 수요가 증대되며, 아울러 노인복지를 위한 서비스 비용의 상승, 경제성장의 둔화 등 막대한 비용이 수반될 것으로 예측되고 있다.

우리나라의 경우 1960년 평균수명이 52.4세에서 1990년 71.6세, 2000년 75.9세로 서서히 증가하는 추세에 있으며, 앞서 랜싯에서 발표된 기대수명 연구결과에 따르면 2030년 남자 84세, 여자 90세로 평균 수명이 증가할 것으로 예상되고 있다. 우리나라는 다른 나라보다 빠른 속도로 고령화가 진행되고 있으며 그로 인해 노인성 질환의 증가로 인해 의료비 부담이 빠르게 늘어나고 있다.

실제로 2005년부터 2010년까지 건강보험 진료비 지급자료를 분석한 보고서에 따르면, 2010년 '노인성 질환'으로 인한 진료는 2005년 68만명에서 2010년 111만명으로 162.8% 증가하였고 총 진료비는 1조 800억 원에서 2조 9,300억 원으로 270% 증가하였다. 그 중 65세 이상 노인의 경우 진료인원 및 총 진료비가 각각 186.4%, 322.0%으로 급격한 증가폭을 보였다. 노인성 질환은 넓은 의미로는 노화현상으로 인해 발생된 질병으로 만성 퇴행성 질환을 포함하여 65세 이상에서 노화현상을 원인으로 발생하는 질병을 의미한다.

우리나라는 2017년 노인장기요양보험법을 통하여 고령이나 노인성 질병 등의 사유로 일상생활을 혼자서 수행하기 어려운 노인 등에게 신체활동 또는 가사활동을 지원하고 있는데 여기서 규정하고 있는 노인성 질환으로는 표2 에서와 같이 치매, 파킨슨병, 뇌혈관 질환 등이 있다. 2005년 대비 2010년까지의 노인성 질환은 65세 이상의 노인에서 연령별 노인성 질환의 진료인원 및 총 진료비가 증가한 것으로 나타났으며 특히, 85세 이상에서는 '치매'와 '파킨슨병'의 증가폭이 컸다.

[표 2] 노인장기요양보험법에서 규정하는 노인성 질병의 종류

구분		질병명
한국표준질병 · 사인분류	치매	알츠하이머병에서의 치매
		혈관성 치매
		달리 분류된 기타 질환에서의 치매
	알츠하이머병	
	뇌혈관질환	지주막하출혈
		뇌내출혈
		기타 비외상성 두개내출혈
		뇌경색증
		출혈 또는 경색증으로 명시되지 않은 뇌졸중
		뇌경색증을 유발하지 않은 뇌전동맥의 폐쇄 및 협착
		뇌경색증을 유발하지 않은 대뇌동맥의 폐쇄 및 협착
		기타 뇌혈관질환
		달리 분류된 질환에서의 뇌혈관 장애
		뇌혈관 질환의 후유증
	파킨슨병	파킨슨병
		이차성 파킨슨증
		달리 분류된 질환에서의 파킨슨증
		기저핵의 기타 퇴행성질환
	중풍 후유증	
	진전(震顫)	

또한, 65세 미만에서는 50대의 증가가 높게 나타났는데 치매의 경우 진료인원과 총 진료비의 2005년 대비 증가율이 209.9%와 398.8%로 노인성 질환 중 가장 높은 증가세를 유지하는 것으로 나타났다(그림6).

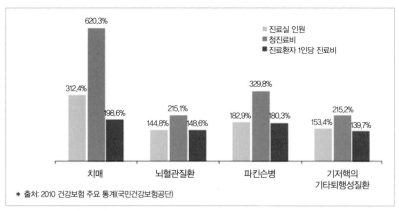

＊ 출처: 2010 건강보험 주요 통계(국민건강보험공단)

[그림 6] 2005년 대비 2010년 노인성 질환별 의료이용 증가율

알츠하이머는 기억력, 사고력 및 행동상의 문제를 야기하는 뇌 질병으로 치매의 60~80%를 차지하는 것으로 추정되고 있다. 치매는 잘 알려져 있는 알츠하이머병뿐만 아니라 혈관성 치매, 정상으로 회복될 수도 있는 가역성 치매, 심한 우울증으로 인한 가성 치매, 뇌 손상에 의한 치매 등이 포함되며 70가지 이상의 다양한 원인에 의해 초래된다.

파킨슨병은 근육의 떨림, 느린 움직임, 부정확한 조준, 신체적이거나 정신적인 활동을 잘 개시하지 못함, 그리고 공간적인 혼미 등의 증상을 가지는 진행형 신경 퇴행성 질환이다. 이 병의 질환은 증상이 다양하고 다른 장애의 증상들과 겹치기 때문에 의사들은 정확한 진단을 내리는데 곤란을 겪을 때가 종종 있다. 연구자들의 추정에 따르면 보통 사람들은 45세쯤부터 시작해서 일 년마다 흑질 뉴런의 1%를 약간 넘는 수를 상실한다. 우리들 대부분은 필요한 것보다 더 많은 뉴런들을 갖고 있지만 어떤 사람들은 더 적은 수의 뉴런을 가지고 시작하기도 하고 어떤 사람들은 더 빠른 비율로 상실하기도 한다. 생존하는 흑질 뉴런의 수가 정상인의 20~30% 수준으로 감소하면 파킨슨병의 증세가 나타나기 시작한다. 세포상실이 많을수록 증세가 더 심하다고 한다.

이러한 노인성 질환들의 치료제는 질병이 악화되지 않도록 예방하고 진행속도를 늦춰주는 역할을 하지만 사실상 완치는 어려운 현실이다. 따라서 고령화 사회에 대응하여 고령자의 수면 연장 및 건강한 노화를 위한 연구의 필요성이 대두되는 가운데 노화와 장내미생물의 연관성, 노인성 질환과 장내미생물에 대한 상관관계가 알려지면서 노화와 노인성 질환 분야에서도 장내미생물의 중요성이 부각되고 있다. 자세한 내용은 3장에서 설명하도록 한다.

항생제 오·남용

1928년 플레밍(Alexander Fleming)은 세균을 배양하던 중 우연히 다른 세균의 성장을 억제하는 물질을 발견하고 추출하는데 성공하였다. 이것이 최초의 항생제라 할 수 있는 페니실린이다. 그 후 스트렙토마이신, 테라마이신 등 400여 종의 항생제가 개발되고 수많은 항생물질이 발견되었다. 항생제는 사람과 동물의 다양한 질병 치료 및 축산업 및 수산업에서의 생산성 향상을 위해 광범위하게 사용되고 있고 결핵, 콜레라, 페스트

등의 미생물로 인해 발생하는 감염성 질환의 완치가 가능해지면서 인류가 미생물을 정복하는 시기가 도래했다고 생각하였다. 그만큼 항생제의 개발은 현대의학을 발전시키게 된 중요한 사건이었다.

그러나 항생제의 사용과 더불어 미생물도 함께 진화하기 시작하였다. 항생제에 내성을 가진 미생물이 등장하게 된 것이다. 항생제 내성은 항박테리아 제제뿐만이 아니라 항바이러스제, 항진균제 모두에서 공통적인 문제로 부상하였다.

병원성 미생물이 항생제에 노출되면 일부는 스스로를 보호하기 위해 돌연변이를 일으킨다. 이것이 항생제 내성이다. 내성이 생긴 미생물은 항생제에 잘 반응하지 않아 항생제를 사용했음에도 살아남아 증식하게 된다. 또한 일부 항생제에 내성이 생긴 미생물은 다른 미생물에 항생제 내성물질을 전달하여 주기도 한다. 이러한 과정으로 항생제 내성이 발생하고 전파된다 (그림7).

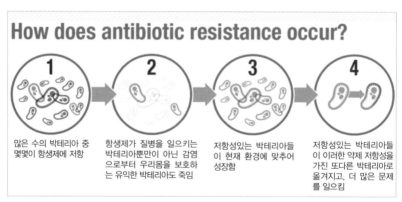

[그림 7] 항생제 내성의 발생과정

따라서 항생제 내성은 항생제 사용과 밀접한 관계가 있다. 2015년 기준 OECD 항생제 사용량을 비교한 결과 우리나라는 이탈리아와 함께 항생제 사용이 가장 많은 것으로 조사되었다. 특히 2008년부터 2014년까지 항생제 사용량이 꾸준히 증가하다 2015년 처음으로 소폭 감소하였다(그림8).

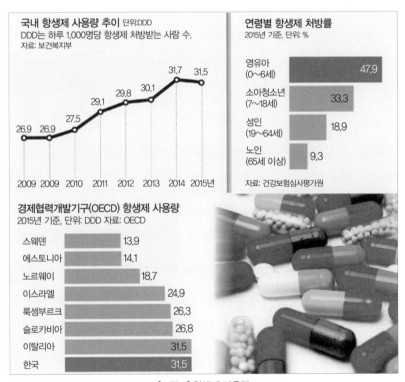

[그림 8] 항생제 사용량

우리나라의 경우 어릴 적부터 불필요한 항생제를 자주 복용해온 탓에 국내 항생제 내성률은 다른 나라보다 높은 편이다. 항생제 내성률이 높아지면 항생제 내성을 가진 미생물에 의한 질병이나 감염의 경우 항생제를 통한 치료가 어렵다는 것이 가장 큰 문제이다. 이미 MRSA(Methicillin Resistant *Staphylococcus aureus*)나 NDM-1(New Delhi Metallo-beta-lactamase) 슈퍼박테리아는 이미 알려진 대부분의 항생제에 죽지 않는 것으로 나타났다. 실제로 질병관리본부가 세계보건기구(WHO)의 국제 항생제 내성 감시체계인 'GLASS'에 국내 정보를 제공하기 위해 2016년 국내 종합병원 환자들을 대상으로 실시한 내성 검사 결과 황색포도알균의 71.2%가 제3세대 항생제인 세프타지딤(ceftazidime)에 내성을 보여 10명 중 7명에게 이 항생제가 효과가 없었던 것으로 나타났다.

항생제로 인한 문제는 장내미생물에도 영향을 미친다. 항생제는 대표적으로 장내미생물에 나쁜 영향을 주는 물질이다. 많은 연구에서 항생제가 동물과 인간의 미생물 조성에 단기적, 장기적으로 영향을 미친다고 밝히고 있다. 그 예로 항생제의 한 종류인 사이프로플록사신(ciprofloxacin)에 반복적으로 노출된 후 장내미생물 군집이 불완전하게 회복되는 것이 보고되었다. 항생제 투여를 시작한 지 며칠 만에 미생물 다양성이 감소하고 군집의 조성이 바뀌는 등 엄청난 효과를 보인 것이다. 항생제 투여를 중단하자 곧 미생물 군이 회복되었지만 불완전한 상태로 처음과는 다른 조성을 보였다. 항생제에 대하여 장내미생물 저항성의 결과에 따른 것이라 할 수 있다.

최근 급증하고 있는 항생제에 의한 장염의 경우에도 항생제로 인해 장내미생물에 교란상태가 생기면 장내에 유해한 클로스트리듐 디피실리가 급격히 증식하여 장을 염증상태로 만들어 버린다. 치료를 위해 다시 항생제를 처방하더라도 증상이 일시적으로 호전되었다가 다시 악화되는 등 기존의 치료법으로는 완치가 어려운 상황이다.

이렇게 항생제는 감염성 질환, 질병의 치료에 없어서는 안되는 중요한 물질이지만 오남용의 문제로 인해 슈퍼박테리아의 출현 등 치명적으로 변화하고 있고 우리의 장내미생물에도 영향을 미쳐 우리의 건강을 위협하고 있다.

스트레스

일반적으로 인체는 외부 환경의 변화나 자극과 같은 스트레스에 반응하여 신경, 심혈관, 면역시스템 등이 연쇄적으로 변화하고 짧은 시간 안에 적응하는 과정을 통해 단련되거나 면역력을 갖게 된다. 하지만 스트레스가 지속되어 누적되면 인체가 감당하기 어려운 수준까지 올라 병에 걸릴 수 있다. 스트레스와 관련이 있는 질환으로는 당뇨, 고혈압, 천식, 소화성 궤양, 과민성 장증후군, 비만, 우울증, 수면장애, 신경성 피부염, 암 등이 있다. 그 중 심혈관 질환은 스트레스와 가장 깊은 관련이 있는 것으로 여겨지고 있으며 심장 질환의 75%가 스트레스와 관련이 있다고 한다.

무엇보다 스트레스는 장 점막을 파괴하고 장내미생물의 불균형을 일으키는데 결국 장내미생물의 불균형 속에서 유해균이 발생시키는 리포폴리사카라이드(LPS)가 독성작용을 일으켜 신경성 염증(엔도톡신)을 만든다. 이것이 축적되면 뇌신경계에 화학적 반응을 일으켜 스트레스와 우울함을 악화시키는 악순환이 일어나게 된다(그림9).

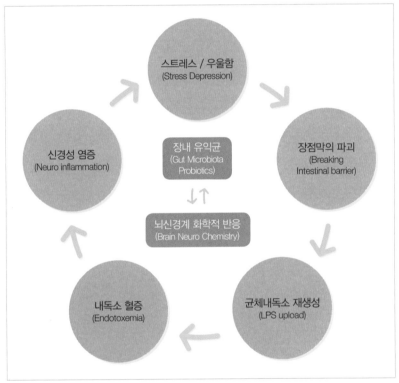

[그림 9] 스트레스가 인체에 미치는 영향

특히 우리가 스트레스를 받으면 우리 몸을 방어해주는 아주 중요한 유산균인 비피도박테리아나 락토바실러스가 현저하게 줄어들게 된다. 비피도박테리아는 COX-2 과정을 억제하거나 몸 안에 NF-κB[6]이라는 염증물질을 억제하여 몸을 보호해주는 역할을 한다. 그러나 스트레스를 받게 되면 비피도박테리아와 락토바실러스가 현저하게 감소하게 되면서 우리 몸의 방어기능도 감소하게 되고, 그 결과 각종 바이러스나 면역질환에 쉽게 걸리게 된다.

이러한 스트레스의 조절에 장내세균이 영향을 줄 수 있다는 여러 논문이 나와 있다. 좋은 유익균들은 세로토닌, 도파민, 가바(GABA)와 같은 신경전달물질의 생성과 분비에도 관여하는데 신경전달물질에 불균형이 생기면 우울증, 자폐증, 주의력결핍 과잉행동장애(ADHD), 치매 등 질환이 생긴다. 특히 우울증의 발생은 소화관 내에서의 염증과정이 관여한다는 사실이 최근 밝혀지기도 하였다. 다시 말해 장에서 발생한 염증과정은 전신적인 염증으로 발전하고, 이러한 과정을 통해서 신경전달물질의 부족사태가 발생하게 되면 결국 우울증, 자폐증, 주의력결핍 과잉행동장애(ADHD), 치매로까지 이어질 수 있다는 것이다. 이때 이러한 해로운 과정을 막아줄 수 있는 것이 장내에 있는 좋은 유익균이다. 외부에서 프로바이오틱스(유산균)의 공급을 통해 장을 건강하게 보호하여 염증의 발생을 억제한다면, 우울증 치매 등과 같은 신경정신성 질환의 예방 및 치료에 많은 도움이 될 것이다.

---

6 세포의 증식, 분화, 사멸, 종양화 조절

최근에는 우리가 난치성 질환으로 알았던 만성피로증후군이나 섬유근육통에 유산균을 사용해서 도움이 되었다는 보고가 나오고 있다. 특히 만성피로증후군의 경우 그 시작이 장내 염증으로부터 시작된다. 또한 사람의 장속에서 가바(GABA)가 만들어지는 것이 증명되었다. 가바(GABA)는 인간의 신경계를 이완시키는 역할을 하는데 몸의 긴장을 풀어주고 몸이 이완되면서 잠을 잘 수 있고 안도감을 가질 수 있게 한다. 만약에 사람의 장에서 유해균들이 많아지면 좋은 유산균에 의해 만들어지는 가바(GABA)가 적게 만들어지게 된다.

만일 가바(GABA)가 적게 만들어지게 되면 잠을 못 이루게 되고 불면증에 빠지게 되고 신경이 날카로워진다. 최근 논문에 의하면 장내미생물이 인간의 수면에 아주 깊은 영향을 준다는 보고가 나오고 있으며 장내미생물은 인간의 수면과 통증을 느끼는 과정에도 관여하게 된다.

장내미생물 환경이 나쁜 쪽으로 흐르게 된다면 우리는 아주 작은 자극에도 과장된 통증을 느끼게 될 수도 있다. 실제로 장내미생물 교란으로 인해 생기는 섬유근육통으로 고통을 받는 환자들은 사소한 자극에도 큰 통증을 느끼게 된다. 바로 장내미생물 균형이 나쁜 쪽으로 이동되었기 때문이다. 통증을 느끼는 과정에도 역시 장내미생물이 관여하기 때문에 향후 장내미생물을 활용한 진통제 개발 가능성도 있을 수 있다.

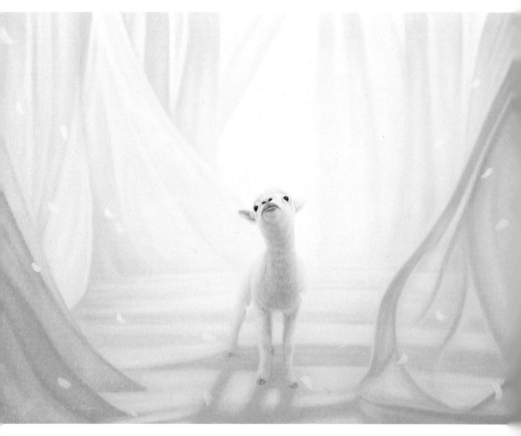

정성원 – Antic and Lambs / 91.0 x 65cm / Oil on canvas / 2013

질병과 장내미생물

CHAPTER

03

·
·
·

장내미생물이 기능성 장질환, 과민성 장질환, 염증성 장질환, 항생제를 써서 생기는 클로스트리듐 디피실리(*Clostridium difficile*) 감염증과 같은 다양한 장질환과 알레르기성 질환, 자폐증, 각종 대사성 질환, 당뇨, 비만을 비롯하여 각종 암의 발생과 진행 과정에도 관여한다고 보고되고 있다. 그밖에도 지방간, 지방간염 뿐만 아니라 우울증, 치매, 조현병(schizophrenia), 주의력결핍 과잉행동장애(ADHD), 파킨슨병 등 다양한 신경정신질환과도 밀접한 관련이 있다는 것이 여러 논문을 통해 발표되었다.

질병과 장내미생물의 상관관계

장내미생물이 기능성 장질환, 과민성 장질환, 염증성 장질환, 항생제를 써서 생기는 클로스트리듐 디피실리(*Clostridium difficile*)[7] 감염증과 같은 다양한 장질환과 알레르기성 질환, 자폐증, 각종 대사성 질환, 당뇨, 비만을 비롯하여 각종 암의 발생과 진행 과정에도 관여한다고 보고되고 있다.

그밖에도 지방간, 지방간염 뿐만 아니라 우울증, 치매, 조현병(schizophrenia)[8], 주의력결핍 과잉행동장애(ADHD), 파킨슨병 등 다양한 신경정신질환과도 밀접한 관련이 있다는 것이 여러 논문을 통해 발표되었다(그림10).

7 항생제 유발 장염 중 하나로 인체의 장에서 생존하면서 장염을 일으키는 균
8 정신분열증의 개명된 이름

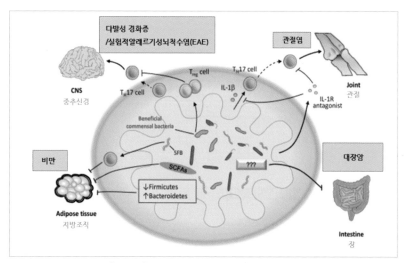

[그림 10] 장내미생물에 의해 조절 가능한 질환

장내미생물이 각종 질병에 영향을 미친다는 증거	
장 질환	장염과 같은 장질환의 경우 건강한 사람의 대변에서 분리한 장내미생물을 주입하면 빠르게 호전되는 것으로 나타남.
당뇨·비만	당뇨, 비만에 걸리지 않은 사람의 대변에서 장내미생물을 분리한 뒤 관련 질병에 걸린 사람에게 이식할 경우 증상이 완화됨.
동맥경화	몸 안으로 들어온 세균이 장내에 서식하면서 혈관에서 플라그 형성, 염증과 혈관 파열 등에 관하여 동맥경화가 발생.
발육상태	장내 유익균 수를 늘린 초파리의 경우 발육 상태가 좋아짐. 실제로 아프리카 어린이를 대상으로 실험한 결과 장내 유익균 수를 늘리자 발육이 이전보다 나아지는 경향이 관찰됨.
자폐·우울증	장내에 존재하는 유익균이 만들어내는 물질이 혈액에 침투해 뇌 기능에 영향을 마침. 유산균을 먹인 쥐의 뇌에서 신경전달물질인 GABA를 만드는 유전자의 mRNA가 더욱 활성화됨 GABA가 많을수록 우울증과 같은 증상이 줄어듦.

2010년 네이처 리뷰에서는 장내미생물이 전신에 미치는 영향에 대해 그림 11과 같이 소개하였다. 간단히 설명하자면 장내미생물은 신경계메시지, 면역메세지, 내분비메세지의 3가지 루트를 통해 장에서 멀리 떨어져 있는 장기와 전신에 영향을 미칠 수 있다. 장과 신체기관이 서로 영향

을 미치는 관계는 장-뇌, 장-간장, 장-간, 장-피부, 장-뼈, 장-신장으로 표현할 수 있다.

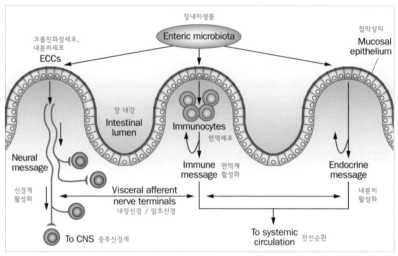

[그림 11] 장내미생물이 내분비계 세포에 미치는 영향 (Rhee et al., 2009)

장과 피부 (Gut-Skin)

대부분 장이 좋지 않아서 피부가 나빠지는 경험을 해본 적이 있을 것이다. 장내에 나쁜 세균이 살면 염증반응이 활발하게 일어나 전신으로 퍼지게 되고 피부에는 기미, 주근깨, 여드름, 뾰루지와 같은 피부트러블이 생길 수가 있다. 필자가 진료하는 젊은 여성 환자들 중에는 만성변비로 고생하는 분들이 있다. 일주일에 한번 어렵게 화장실에 갈 정도로 심한 변비 증상을 겪는 환자들은 피부트러블도 함께 호소하는 경우가 많다. 그렇지만 신기하게도 유산균과 변비치료제의 처방으로 변비 증상이 호전이 되면 피부트러블도 같이 호전되었다. 이렇게 오랜 기간 동안 변비로 고통을 겪은 환자의 경우 신경이 대게 날카롭고, 짜증을 잘 내며, 공격적이고 예민한 성격을 가지게 되는 경우가 있다. 하지만 장치료 후 장운동이 활성화되고 쾌변을 보게 되면서 날카로웠던 환자들의 태도가 부드러워지는 것을 느꼈다. 장과 피부, 장과 뇌가 서로 하나의 축으로 연결되어있기 때문이라고 볼 수 있다.

장과 신장 (Gut–Kidney axis)

한편 장과 신장이 연결되어 있다는 것을 보여주는 예로는 만성 신부전증으로 투석을 돌리는 경우나 다른 여러 가지 원인에 의해서 급격하게 신장의 기능이 떨어진 급성 신부전 환자들을 들 수 있다. 만성 신부전 환자와 급성 신부전 환자의 장 안에는 유해균이 많이 증식하는 것으로 보고된다. 이러한 해로운 균들은 장뿐 아니라 신장 기능도 악화시킨다. 그러나 만성/급성 신부전 환자들에게 유산균을 투여해서 장내미생물 불균형이 좋아지게 되면 신장의 기능도 부분적으로 호전될 수 있다는 것이 알려졌다. 이것 역시 장과 신장이 연결되어 상호영향을 줄 수 있다는 것을 보여준다.

장과 뼈 (Gut–Bone axis)

장내미생물이 뼈질환에도 영향을 미친다고 하면 많은 사람들이 놀랄 것이다. 어떻게 장내미생물이 골다공증과 같은 뼈질환과 연결될 수 있을까?

최근 발표된 여러 논문에서 장내미생물이 우리 몸의 항상성을 조절해

주는 주요 인자라는 것이 확인되었다. 항상성이라는 것은 우리 몸이 항상 일정한 체온과 체력, 밖에서 어떠한 스트레스가 오더라도 관리해서 조절해줄 수 있는 생태 적응력을 의미한다. 장내미생물은 앞서 살펴 본 바와 같이 간, 뇌, 피부, 신장 등 다양한 장기와 신체에 영향을 미치는데 그 중 뼈에는 뼈의 광화작용(mineralization)을 도와줌으로써 뼈의 스트랩(strap)을 돕는 것으로 알려져 있다.

장과 뇌 (Gut-Brain axis)

최근 과학자들은 장내미생물이 몸의 건강뿐 아니라 정신적인 부분까지도 영향을 미칠 수 있다는 점에 주목하고 장내미생물을 통해 동물에서 더 나아가 사람들의 마음을 변화시킬 수 있는지 확인하고 있다. 예를 들어 소극적인 성격의 쥐에게 특정 미생물을 접종한 결과 용감하고 활동력 있는 쥐로 달라졌다는 연구가 있다. 사람을 대상으로 한 일부 연구결과에서도 마찬가지로 특별하게 배양된 미생물을 먹은 임상실험 참가자들은 뇌 활동이 활성화됐으며, 특히 스트레스와 걱정이 완화되는 효과가 있었다고 한다.

이렇게 정신질환과 아주 밀접하게 연관된 장내 유산균들을 사이코바이오틱스(psychobiotics)[9]라고 한다. 여기서 사이코는 정신을 의미하고 바이오틱스는 미생물을 의미한다. 즉 사이코바이오틱스는 우울증이나 조현병, 자폐증, 주의력결핍 과잉행동장애(ADHD)와 같은 다양한 정신질환

---

9 정신적으로 유익한 영향을 끼치는 유산균

의 발생과 밀접한 관계가 있는 장내미생물을 따로 분류하여 나타내는 표현이라고 할 수 있다.

① 자폐증

자폐증은 의사소통과 사회적 상호작용 이해 능력 저하를 일으키는 신경 발달 장애로 여러 가지 요인이 작용하여 발생할 수 있다. 그러나 자폐증이나 ADHD도 장내미생물과 깊은 관련이 있다는 증거들이 제시되기 시작하였다. 자폐증을 보이는 쥐들에게는 박테로이드 프라질리스(*Bacteroides fragilis*)의 수준이 낮게 관찰되고 반사회적이며 소화기능에 이상을 보였으나 박테로이드 프라질리스를 먹이자 증상이 개선된 것이다. 또한 일부 자폐증 환자들 몸속에는 클로스트리듐 종류의 미생물이 과다하게 발견되면서 클로스트리듐이 뿜어내는 신경독소(neurotoxin)[10]가 자폐증을 유발한다는 논문들도 발표되었으며 일부 학자들은 유해균이 많은 자폐증 환자에게 항생제 치료를 하여 병의 증상이 좋아지는 것을 확인하기도 하였다.

최근에는 자폐증 환자에게 정상인의 대변을 이식받아 증상이 호전되는 것을 관찰한 논문이 발표되었다. 대변이식을 통해 자폐증에서 보이는 여러 가지 행동양상도 좋아졌을 뿐만 아니라 복통이나 설사, 변비와 같은 소화기 증상도 함께 개선되는 효과를 보였다. 이것은 장과 뇌가 하나의

---

10 신경조직에 독성을 띠거나 아예 신경조직을 파괴할 수 있는 독소

축으로 연결되어 있다는 것을 증명하는 것이라 할 수 있으며, 앞으로는 자폐증 치료에 장내미생물의 변화를 기반으로 한 치료방법이 활용될 가능성이 점차 높아질 것으로 기대된다.

② 우울증

세로토닌이 부족하거나 중추신경계 내에서 불균형한 경우 우울증이나 조현병(정신분열증)과 같은 질환이 생길 수 있다. 또한 치매, 알츠하이머, 파킨슨병도 세로토닌의 생성과 분비에 이상이 있거나 중추신경에서 신경전달물질이 불균형을 이루게 되면 나타나는 질환 중 하나이다. 세로토닌은 뇌의 특정 세로토닌 수용체를 자극하여 시상하부−뇌하수체−부신으로 이루어진 HPA 축(HPA axis : Hypothalamic-Pituitary-Adrenal axis)을 활성화시킨다. 그런데 기분 조절, 우울증과 공격성에 영향을 주는 세로토닌이 뇌가 아닌 장에서도 발견되었다. 바로 장내미생물이 세로토닌(serotonin), 도파민(dopamine), 가바(GABA: γ-Aminobutyric), 에피네프린(epinephrin), 노에피네프린(no-epinephrin)등 다양한 신경전달물질의 생성과 분비에도 관련이 있기 때문이다. 따라서 우울증 및 다양한 행동 문제가 실제로 장내의 세균의 불균형과 연계되어 있으며 이러한 사실은 장을 다스려야 신체적으로도 정신적으로도 건강할 수 있음을 반증한다고 하겠다.

주요 질병에서 장내미생물의 역할

비만

우리는 흔히 체질적으로 물만 마셔도 살이 찐다고 말을 한다. 이것이 아예 거짓말은 아니다. 적은 양의 음식을 먹어도 몸속에 뚱보균이 많이 산다면 살이 찔 수 있다. 장내미생물이 섭취한 음식물로부터 에너지 추출을 과다하게 해서 주인장에게 아주 높은 칼로리를 넘겨주게 되어 적은 양으로도 살이 찔 수 있는 환경이 만들어지는 것이다. 이러한 역할을 하는 미생물을 우리는 쉬운 말로 "뚱보균"이라고 부른다.

실제로 비만인과 정상인의 장내미생물을 비교해 본 결과 비만인의 장내미생물에는 차이가 있다고 보고되었다. 퍼미큐티스(*Firmicutes*)에 속하는 미생물의 비율이 박테로이데테스(*Bacteroidetes*)에 속하는 미생물의 비율보다 높은 것이 밝혀진 것이다. 제프리 고든이라는 미국학자가 주장해 온 뚱보균에 대한 이야기이다. 제프리 고든의 연구팀에 의하면 비만한 사람이 1년 이상의 체중 감소를 보일 때, 퍼미큐티스대 박테로이데테스의 비율이 마른 사람의 비율과 점점 유사해진다고 하였다.

또한 Tumbaugh 등의 연구 보고에서도 비만 생쥐에서 퍼미큐티스의 비율이 높음을 밝혀냈는데 특히, 비만 생쥐의 장내미생물에서는 난소화성 식이 다당체를 분해하는 효소 합성과 관련된 유전자 발현이 많았다고 하였다. 마른 개체들은 소화하기 어려운 영양성분을 그대로 배설하게 하는 반면, 비만 개체는 장내미생물이 생성하는 효소의 도움을 받아 소화하기 어려운 영양성분도 분해한 후, 마른 개체에 비해 더 많은 열량을 체내로 흡수하고, 적은 열량이 체외로 배출된다는 것이다.

이를 입증하기 위해 그림 12와 같이 무균동물에 렙틴(leptin)이 결핍된 실험동물의 장내미생물을 이식하여 그 결과를 관찰하였는데 장내미생물을 이식한 지 2주가 지난 뒤 비만인 개체로부터 장내미생물을 이식받은

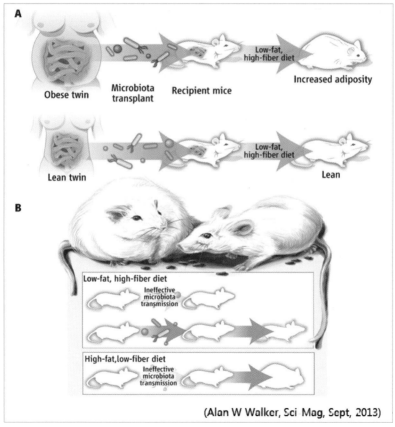

[그림 12] 장내미생물 이식에 따른 동물의 변화 (Walker,A · Well., 2013)

실험동물은 먹이 섭취량에 비해 전보다 더 많은 열량을 얻어낼 수 있게 되었고, 마른 개체로부터 장내미생물을 이식 받은 실험동물에 비해 체지방 증가의 폭도 컸다고 보고하였다. 체중 증가와 장내미생물 간의 관계에서 장내미생물의 난소화성 영양분의 분해 능력에 따라 에너지 흡수율이 증가 또는 감소될 수 있다는 것이 밝혀진 것이다.

이 뚱보균을 발견한 제프리 고든은 2년 전 노벨의학상에 노미네이트되었다. 많은 학자들은 앞으로 수년 이내에 장내미생물 분야에서 노벨상이 나올 것이라고 기대하고 있으며, 이러한 장내미생물 분야에 대한 연구가 더욱더 진행되면 앞으로 비만치료에 장내미생물을 이용할 가능성이 높아질 것으로 전망된다.

장질환

① 염증성 장질환

지금 우리나라에서는 염증성 장질환이 아주 급격하게 증가하고 있다. 특히 대표적인 염증성 장질환인 궤양성 대장염이나 크론병은 장내미생물과 아주 연관성이 높다. 무엇보다 장내 살고 있는 염증을 유발하는 유해균과 염증을 억제하는 유익균 간의 균형이 아주 중요하다. 염증을 유발하는 유해균의 숫자가 많아지면 장내에 염증물질이 축척되면서 장을 헐게 하여 피나게 하거나, 장을 딱딱하게 굳게 만드는 등의 만성장염을 일으키게 된다. 반면 유익균이 많으면 이러한 염증을 억제하기 때문에 궤양성 대장염이나 크론병과 같은 염증성 장질환이 생기지 않는다.

이러한 염증성 장질환을 예방하거나 치료하기 위해서는 장내에 염증균을 억제하고 유익균을 증식시켜야 한다. 나물, 해조류, 생선, 각종 잡곡, 과일과 같이 섬유질이 풍부한 음식들은 장 안에서 좋은 미생물의 증식을 돕는다. 어린이와 젊은 사람들이 정제식품, 가공식품보다 섬유질이 많은 시골밥상을 자주 섭취하는 것이 도움이 될 수 있다.

② 항생제 유발 장염

장내 균형을 깨는 아주 주의해야 할 약물에는 대표적으로 항생제가 있다. 연세가 높은 어르신들이 항생제를 복용하면 장 안에 있는 유익균이 파괴된다. 유익균이 파괴 되면 유해균들이 번성하여 각종 장염을 일으킬 수 있다. "항생제 유발 장염" 또는 "항생제 유발 설사"라고 하는 질환이 대표적이다.

이러한 항생제 유발 장염을 일으키는 미생물 중에서 아주 치명적이라 할 수 있는 미생물에는 클로스트리듐 디피실리(*Clostridium difficile*)가 있다. 클로스트리듐 디피실리는 평소에는 증식을 하지 못하고 숨어 있다가 항생제가 몸에 들어와 유익균들이 파괴 되면 장 안에서 급격하게 증식한다. 그렇게 되면 장이 헐어 피가 나고 장에 천공이 생길 수도 있으며 계속 진행되면 패혈증이 생겨 목숨까지 잃을 수 있기 때문에 아주 치명적이다.

최근에는 이러한 클로스트리듐 디피실리 세균에 의한 장염을 치료하기 위해 여러 항생제를 써도 듣지 않는 경우 건강한 사람의 대변을 이식하는 아주 획기적인 치료방법이 생겼다. 건강한 사람의 대변을 받아 6

시간 이내에 믹서기나 원심분리기로 무게가 나가는 물질을 가라앉히고 대변 안에 있는 유익한 균들을 모아서 그것을 대장내시경을 통해서 넣어주거나, 콧줄(L-tube)[11] 또는 위 내시경을 통해서 소장에 넣어주는 것이다. 이것을 바로 대변세균총이식(FMT; Fecal Microbiota Transplantation)이라고 한다.

우리는 대변을 불결하게 생각해왔다. 하지만 건강한 사람의 대변 안에는 엄청나게 많은 양의 우리 건강을 도와주는 유익균들이 살아있다. 대변에 있는 유익균들을 대장내시경이나 위내시경을 통해 환자의 몸에 넣어주는 효과는 매우 놀랍다. 항생제를 써서 생긴 클로스트리듐 디피실리 장염으로 죽어가던 환자 대부분이 대변이식을 통해 건강한 삶을 되찾았다. 클로스트리듐 디피실리의 치료를 위한 대변이식의 치료율은 90% 이상으로, 열 명의 클로스트리듐 디피실리 장염환자가 대변이식을 받으면 그 중 아홉 명은 완치되는 것이다. 이제 대변은 더 이상 불결한 것이 아니다.

③ 크론병

최근 크론병 환자의 장 속에는 클로스트리듐, 루미노코커스(*Ruminococcus*) 그리고 우리가 흔히 알고 있는 식중독과 세균성 장염, 세균성 설사의 주범인 대장균이 과다하게 증식하고 있다는 것이 논문을 통해 발표되었다.

....

11 코와 위를 연결해주는 튜브

크론병 환자가 설사를 하고, 복통과 혈변을 보는 등 질환이 급격하게 악화가 되는 경우 치료를 위해 항생제를 같이 쓰게 되는 경우가 있다. 클로스트리듐 또는 대장균과 같은 나쁜 세균들을 제거하기 위함이다. 항생제로 나쁜 세균을 없애는 것은 크론병 환자의 설사나 복통증상에 많은 도움이 될 수 있다. 그러나 나쁜 균을 제거하는 것 못지않게 중요한 것이 바로 유익균을 공급하는 것이다. 크론병 환자에게 락토바실러스나 비피도박테리아와 같은 유익균을 투여하면 장염 증상이 좋아진다는 사실이 여러 논문을 통해 보고되었다.

④ 과민성 장증후군

장내미생물의 교란 상태로 인해 생기는 대표적인 질환이 과민성 장증후군이다. 흥미롭게도 과민성 장증후군의 환자 장 속에는 뚱보균 계열의 퍼미큐티스의 비율이 정상 체중을 유지하는데 도움이 되는 유익균인 박테로이데테스보다 과다하게 많이 발견되었다. 다시 말해 퍼미큐티스가 박테로이데테스에 비해 상대적으로 상당히 많다는 의미이다. 따라서 과민성 장증후군 치료에는 장내미생물의 균형을 잡아주는 것이 굉장히 도움이 될 수 있다고 생각한다. 실제로 전 세계적으로 여러 병원과 센터에서 과민성 장증후군을 대상으로 다양한 유산균 치료를 했을 때 과민성 장증후군에 대한 전반적인 증상 개선(global symptom improvement)에 대한 보고가 이어졌다.

암

① 대장암

대장암이 발생하는 과정도 이전에 설명한 장내미생물로 인한 염증과정과 별반 다르지 않다. 일반적으로 뾰루지나 여드름이 나는 경우에는 짧은 시간 동안 고름이 잡히고 빨갛게 발전이 되면서 피부가 수일 이내에 급격하게 염증 과정으로 들어가게 된다. 그러나 저등급 염증의 경우에는 수년간 또는 수십년간 지속적으로 염증 환경을 만들게 된다. 저등급 염증을 오랫동안 가지고 있게 되면 유전자의 변화로 인해 일차적으로는 용종(폴립)이 생기고 2차적으로 그 용종에 또 다른 유전자 변화가 생기면서 대장암으로 진행된다.

따라서 대장암의 발생에 염증을 생성하는 나쁜 균들이 관여하고 있다는 것은 기정사실화 되고 있으며 실제로 대장암 환자의 장속에서 푸소박테리아(*Fusobacteria*)와 코리오박테리아(*Coriobacteria*)가 과다하게 발견됐음이 최근에 논문을 통해서 증명되었다. 따라서 암은 갑자기 하늘에서 툭 떨어져서 생기는 것이 아니라 수년간의 염증과정에서 생기는 것이라 할 수 있으며 유해균들에 의한 염증환경이 오래 지속되면 암이 발생하는 것이다. 결국 장내에 유해균이 증식하면서 종국적으로는 암 발생을 야기하게 되는 것이다.

한편 장내에 박테로이드가 증가하면 대장암이 발생할 위험이 있으며, 레시티나아제(lecithinase) 음성 클로스트리듐(*Clostridium*)이 대장암 환자에게는 증가되어 있다는 연구가 발표되었다. 그 밖에도 락토바실러스가 진정세균(*Eubacterium aerofaciens*)과 함께 대장암의 위험성 감소와 관련이 있었으며, 대장암 환자의 대변에서 박테로이드가 정상인에 비해서 증가되어 있었다. 장내미생물의 변화가 질병이 생기기 전에 발생했는지, 질병이 발생함에 따라 변화했는지는 분명하지는 않지만 확실한 것은 장내미생물 구성의 변화가 대장암 발생과 관련되어 있는 것은 분명하다는 것이다. 따라서 대장암을 치료를 위해서 우리는 장내미생물에 주목해야 한다. 유해균들을 제거하고 감소시키는 것이 대장암 예방에 아주 중요한 시발점이 될 수 있다.

② 유방암

최근 젊은 여성들의 유방암이 증가하고 있다. 특히 10대 후반에서 30대 초반의 유방암 환자의 비율이 급증하였다. 불과 약 30년 전만 보더라도 20대 환자는 사실상 보기 힘들었고 더욱이 50대 이상의 유방암 환자도 많지 않았다. 이러한 점을 미루어보아 필자는 불과 몇 십 년 사이 2, 30대 여성들에게 유방암 환자가 크게 증가한 원인은 장내미생물의 변화 때문이라고 생각한다.

유방암은 대표적인 여성호르몬인 에스트로겐에 의해 발생되는 암이다. 에스트로겐에 영향을 받는 암은 특히 장내미생물의 상태에 따라 상당부분 그 발생이 달라질 수 있다고 한다. 왜냐하면 에스트로겐이 분해되는 과정에 장내미생물이 가지고 있는 베타-글루쿠로니데이즈(β-glucuronidase)라는 효소가 관여하기 때문이다. 만일 장내미생물에 이상이 생기게 되면 에스트로겐 대사 과정에 문제가 생기고 그로 인해 유방암이 생기게 될 확률이 높아지는 것이다. 에스트로겐 대사에 있어서 장내 미생물이 밀접하게 관계되어 있다는 사실은 참으로 놀라운 것이 아닐 수 없다.

따라서 우리가 식습관에 의해 달라지는 장내미생물이 에스트로겐의 대사를 촉진시키기도 하고 대사를 억제시키기도 한다. 그래서 결국 유방암의 발생도 장내미생물로 귀결된다. 식물성 성분, 섬유소가 많은 음식을 먹게 되면 그 음식 안에 있는 성분들이 장내미생물을 변화시켜 에스트로겐의 대사를 촉진시킬 수 있다. 그러나 어릴 때부터 단 음식과 여러 가지 인스턴트 식품, 가공식품을 즐겨 먹었던 여성들은 20대, 30대가 되면서 에스트로겐 대사에 문제를 겪게 되고 결국에는 유방암에까지 이르게 되는 것이다. 유방암은 어떠한 유전적인 원인에 따라서도 발생할 수 있지만 우리가 먹는 음식으로 어쩌면 충분히 예방이 가능할지도 모른다.

③ 간암

몸 안에 있는 나쁜 세균들이 뿜어내는 리포폴리사카라이드(LPS : Lipopolysaccharide)[12]는 간세포에 달라붙어 간암 발생을 촉진시킬 수 있다. LPS는 나쁜 균들이 뿜어내는 유독물질이라고 할 수 있는데 이것이 간에 지속적으로 염증을 만든다. 초기에는 지방간에서 시작하여 지방간염, 간 섬유화, 간경화 마침내는 간암에 이르게 하는 일련의 과정에 LPS가 관여하는 것으로 알려져 있다. 특히 간은 상당히 많은 양의 혈액을 장으로부

---

12 균체 내에 독소가 있고, 대장균, 콜레라균, 페스트균, 살모넬라균 등의 세포벽 주성분이다

터 공급받게 되는데 장에서 흘러들어오는 모든 피는 간을 통해 대사과정에 합류한 뒤 전신으로 퍼진다. 그러므로 만일 장에 나쁜 균들이 살게 되면 그 균들이 뿜어내는 모든 독소가 고스란히 간으로 이동하여 간에 영향을 주게 된다. 따라서 장이 나쁘면 동시에 간이 나쁠 수 있다. 이것을 장(gut)−간(river)−축(axis) 이라고 한다. "gut"은 장, "river"는 간을 의미하며, 장과 간이 하나의 "axis" 축으로 이루어져 있다는 것을 나타낸다.

④ 폐암

폐암의 원인을 우리는 흔히 담배, 흡연 때문으로 알고 있다. 하지만 최근 한국에서 급증하고 있는 폐암 중 하나인 선암(adenocarcinoma)[13]은 흡연으로 인해서 생긴 현상과는 다른 양상을 보여준다. 특히 폐암 환자 중 선암 환자의 50%는 전혀 담배를 피워 본 적이 없는 여성들이다. 이제는 폐암을 다른 각도에서 바라봐야 할 필요가 있다.

폐암은 염증과정이 일부 관여하는 것으로 알려져 있다. 따라서 유익균들이 배출하는 단쇄지방산이 염증을 억제할 수 있기 때문에 장내에 유익균들이 많이 살고 있으면 폐암 발생가능성이 줄어든다고 할 수 있다. 우리는 이러한 사실을 통해 장과 멀리 떨어진 유방, 간, 폐에서도 발생하는 암이 얼마든지 장내세균의 변화와 밀접하게 연결될 수 있음을 여러 논문

---

13 선을 구성하고 있는 세포에서 발생하는 암. 이형의 암은 위 · 장 · 기관지 · 자궁(체부) · 담낭 등의 점막을 비롯하여 전립선 · 고환 · 난소 · 깁싱신의 선 조직이나 배설관에서 발생한다

들을 통해서 확인할 수 있었다.

노화와 노인성 질환

노화를 일으키는 데에는 여러 가지 기전이 있으나, 그 중 가장 중요하게 작용하는 것이 바로 염증이다. 염증의 염(炎)자는 한자 불 화(火) 자가 위아래로 포개져 있는 형태로써 쉽게 말해 세포에 불이 나는 것이다. 염증이 일어나면 세포에 불이 일어나는 것과 같이 세포의 핵 안에 있는 유전자가 타들어 간다. 즉 유전자가 손상되는 것이다. 유전자는 우리 몸의 설계도이며 청사진이라 할 수 있다. 세포 설계도가 불에 타서 손상을 입으면 세포를 다시 만들어 낼 때 처음 설계와는 다른 엉뚱한 괴물 같은 세포가 발생하게 된다. 따라서 최근 학자들은 염증이야말로 암으로 가는 가장 초기의 형태라고 주장하고 있다. 그리고 염증으로 인해 세포들이 타 들어가면 결국은 노화가 진행된다고 주장한다. 다시 말해 염증과정은 노화과정이라고 할 수 있으며, 이러한 염증과정과 노화가 밀접하게 연결되어 있음은 영어로 인플라에이징(Inflammaging)이라는 단어를 통해서도 알 수 있다. 인플레임(Inflame)은 불에 타다라는 뜻이고, 에이징(aging)은 노화라는 뜻이다. 원래 염증을 의미하는 단어는 영어로 인플라메이션(inflammation)인데, 인플라에이징은 결국 염증노화, 즉 염증이 누적되어 결국 노화가 된다는 의미를 내포하고 있다고 할 수 있다.

우리 몸에 염증이 지속되면 근육이 감소되는 근감소증이 나타나 걸음걸이가 느려지고 인지기능이 느려진다. 요양병원에 입원해 계시는 나이 많은 어르신들이 인생의 마지막 종착역 지점에서 겪게 되는 증상들이 바로 이것이다. 근감소증으로 인해 뼈만 남겨지게 되고, 거동이 힘들어지게 되며, 그리고 사람을 알아보지 못하게 된다. 이러한 과정들은 몸에 염증이 누적되어 생기게 되는 현상들이다. 그리고 이러한 근감소증과 인지기능이 떨어지게 되는 노화과정은 바로 어르신들의 장안에서 장내 유산균의 변화 때문에 생기는 것이라는 논문들이 나오고 있다. 나이가 들수록 단백질을 분해하는 세균은 많아지고, 탄수화물을 분해하는 세균들은 감소한다는 보고가 있는데 이러한 장내세균들을 조절할 수 있는 유산균(프로바이오틱스), 섬유질 같은 음식들을 통해서 이러한 노화과정을 늦출수 있다고 학자들은 주장한다.

우리가 어렸을 때에는 장내미생물의 종류가 다양하지 않다가 어른이 되면서 아주 다양하고 풍부한 장내미생물을 가지게 된다. 그러나 나이가 들수록 우리 장내미생물의 다양성은 점점 줄어들게 들고 특히 좋은 유산균들은 점차 감소하게 된다.

예를 들어 비피도박테리아(*Bifidobacterium*)[14]과 같은 좋은 유산균은 감소하고, 포도상구균(*Staphylococcus*)[15]과 같은 유해균들은 증가하게 된다. 포도 모양으로 생긴 포도산구균이 많아지면 염증이 많아지고 염증이 번성하면, 근육이 빠져나가게 되어 물살이 되는 근감소증이 되고, 걸음걸이가

---

14 장내에 살고 있으며 염증을 치료하는 유익한 세균

15 식중독 원인 및 화농성 질환의 중요한 유해한 세균

느려지고 인지기능이 떨어지는 등 노화로 가게 된다. 따라서 늙는다는 과정은 결국은 염증과정이고, 장내에서 나이 들수록 좋은 유익균은 감소하고 나쁜 염증을 유발하는 부패균, 썩는 균들이 많아지게 되는 과정이라고 요약할 수 있다.

2016년 게놈 메디슨(genome medicine)에 발표된 논문에서는 장내미생물의 생물의 다양성이 줄어들수록 점점 노쇠하게 된다는 연구결과가 발표되었다. 비행기를 탈 때 깨지기 쉬운(fragile)을 의미하는 라벨을 붙이는 것과 같이 노쇠(frailty)라는 것은 우리가 나이가 들수록 넘어져서 골절이 생기는 등 아주 연약해지는 상태를 이르는 말이다. 이 노쇠의 과정은 노인들의 장 안에서 유익균은 감소하고 염증균, 부패균이 증가하게 되면 생긴다. 게놈 메디신에서는 다양한 장내미생물 군이 유지되면 노화가 천천히 진행되지만, 장내미생물의 다양성이 급격히 감소되면 노화가 빨리 진행된다고 결론 내리고 있다.

늙어가는 과정은 개인차가 많아서 어떤 사람은 80세 노인이지만 10년~20년 젊어 보일 수 있는 반면 60세 노인이지만 실제모습은 10년~20년 더 늙어 보일 수도 있다. 뿐만 아니라 인지기능, 근력, 운동능력 역시 개인마다 차이가 날 수 있다. 어쩌면 이 모든 것은 우리 몸 안에 있는 장내미생물의 영향에서 비롯된 것일 수 있다.

장수의학의 패러다임은 변화하고 있다. 장내미생물의 변화는 우리 몸 안에서 면역 시스템에 변화를 초래하고, 장내미생물의 다양성이 줄어들면 근육이 감소하고 뼈만 남게 되는 근감소증(사르코패니아, sarcopenia)을 유발할 수 있다. sarc-의 뜻은 "살", -penia는 "~부족한, ~이 결핍된"이라는 뜻이다. 즉 사르코패니아(sarcopenia)는 근육이 부족하다는 의미로써 근감소증을 말한다. 따라서 장내미생물의 다양성을 우리가 지속적으로 유지시킬 수 있다면, 노화의 과정 즉, 노쇠의 과정을 늦출 수 있다고 할 수 있다.

장내미생물의 다양성이 줄어들면 인지기능이 같이 떨어진다. 나이가 들어 사람을 알아보지 못하거나 주소, 전화번호를 기억하지 못하고 혹은 상황 판단을 하지 못하는 것을 "인지기능장애"라고 한다. 인지 기능에 장애가 생겨 심각한 수준으로 나빠지게 되면 치매, 알츠하이머라는 병이 생기게 되는데 현대 과학자들은 치매의 출발점에 장내미생물의 변화가 있다는 엄청난 사실을 발표하였다.

노인이 되면 면역 능력이 떨어짐으로써 폐렴 등 여러 가지 감염성 질환들에 취약해 진다는 사실을 잘 알고 있을 것이다. 장내미생물의 다양성이 줄어듦으로써 면역시스템이 약해지기 때문이다. 마찬가지로 우리의 인지기능도 점점 떨어지게 되는데 인지기능이라는 것은 기억력 또는 상황인식 여러 가지 풍부한 대뇌 활동들을 말하는 것이다. 장내미생물의 다양성이 줄어들면서 우리의 인지기능이 점점 떨어진다는 것이 여러 논문을 통해 입증되고 있다. 이러한 인지기능의 감소는 장내미생물을 교란 상태로 만들고, 장내미생물의 균형이 깨지면 인지기능장애 다시 말해서 치매 증상부터 우울증, 정신분열증, 자폐증, 주의력결핍 과잉행동장애

(ADHD)와 같은 다양한 형태의 신경계질환 및 정신질환을 유발할 수 있음이 최근에 밝혀졌다. 장내미생물의 변화가 뇌에도 변화를 준다는 것이다. 이것이 바로 장(gut)과 뇌(brain)가 축(axis)으로 연결되어 있다는 것을 보여주는 예이다.

우리는 흔히 "배짱이 두둑하다"라는 말을 사용한다. 배가 최고다, 배가 튼튼하다는 것은 장안에 튼튼한 좋은 미생물이 산다는 것이고 장이 튼튼한 사람은 대개 용기, 자신감 도전정신이 충만하다. 우리 선조들이 "배짱이"라는 표현을 대담하고 용기 있는 사람에게 사용하고 있었다는 것은 우리 선조들이 일찍이 장내미생물과 뇌가 밀접하게 연결되어 있다는 것을 알았기 때문이다.

서양에서도 비슷한 예가 있다. 서양에서의 "Gut"이라는 뜻은 "창자"라는 의미이고, 이것의 두 번째 뜻은 "용기"라는 의미이다. 영어로 "you have guts"이란 말이 뜻하는 의미는 너는 장을 가지고 있다. 즉 "너는 용기가 많고, 도전정신이 있구나" 라는 뜻이다. 이렇게 동양과 서양은 장이 단순한 소화기관이 아니라 소화기관을 넘어 우리의 두뇌활동과 정신세계도 영향을 줄 수 있다는 것을 예전부터 알고 있었던 것이다.

결국 이렇게 장내미생물로 인한 영향과 변화를 우리가 올바르게 이해한다면 노화를 비롯한 장수의학 등 다양한 의학 분야에 응용할 수 있을 것이라 기대할 수 있다. 어쩌면 개개인의 장내미생물 분석을 통해 앞으로 노화가 빨리 올지 아니면 늦게 올지를 예측하고 장내미생물이 건강지표로 활용되는 시기가 다가올 수 있을 것이라고 생각한다.

사이언스(science)라는 세계 최고의 과학 잡지 2015년판에서는 나이가 들수록 장내미생물의 다양성이 줄어든다는 흥미로운 논문이 실렸다. 요양시설인 요양병원이나 요양원에 계시는 노인들이 집에서 가족들과 함께 생활하는 노인들보다 훨씬 장내미생물의 다양성이 감소된 나쁜 장 환경을 가지고 있다고 한다. 따라서 요양시설에 1년 이상 거주하고 있는 노인은 다양성이 훼손되어 아주 적은 수의 장내미생물을 갖게 되고, 이러한 노인들은 빠른 노화를 겪게 된다. 노화현상은 근감소증, 면역기능 및 기억력 감퇴, 인지기능장애 등 다양한 형태의 모습을 보여주게 된다.

이런 장내미생물의 영향을 주는 것이 바로 음식이다. 특히 나이가 들수록 이가 나빠지기 때문에 먹는 음식이 제한적일 수 있고 나이 드신 분들은 본인이 시장에 가서 건강한 재료를 구입할 수 없기 때문에, 먹는 음식의 종류가 상당히 제한적일 수 있다. 또한 외식을 마음껏 할 수 없기 때문에 음식물 섭취의 다양성이 줄어들게 되고 이러한 원인들 때문에 장내미생물의 다양성이 줄어든다고 할 수 있다.

노령화 시대에서 어느 누구도 치매와 노인성 질병의 위험에서 안전할 수 없다. 우리가 장내미생물을 다양하게 유지할 수 있다면 무병장수의 꿈이 우리에게 조금 더 가까워지지 않을까?

① 알츠하이머
알츠하이머를 유발하는 데에는 여러 가지 요소가 관여하기 때문에 한 가지로 단정 지을 수는 없다. 하지만 일부 알츠하이머 또는 치매에 걸린

환자의 장내에 암모니아를 과잉생산하는 균들이 많이 살고 있다는 것이 알려졌다.

이것은 간경화 환자가 말기에 겪게 되는 간성혼수(hepatic encephalopathy)[16] 증상과 비슷하다. 간경화 환자의 장 속에 암모니아를 과잉생산하는 균들이 점차 많아지면서 환자의 의식이 흐려지고 자신도 모르게 헛소리를 하거나 발작적인 행동을 하는 것을 간성혼수라고 한다. 암모니아가 중추신경계를 작용해서 대뇌 활동을 억제하기 때문이다. 따라서 간성혼수를 치료하기 위해서는 암모니아를 몸속에서 제거해야 한다.

치매 환자가 기억력이 떨어지고 의식이 흐려져 헛소리를 하는 증상이 간성혼수 증상과 비슷한 이유가 장내에 암모니아가 많아지기 때문일 수 있다는 것이 근거 없는 이야기는 아니라는 것이다. 따라서 치매환자의 장내에 암모니아 생성 균을 감소시킨다면 인지기능이나 치매증상을 완화시킬 수 있다는 것을 암시해 주는 발견이라 할 수 있다.

② 파킨슨

파킨슨병에 걸리기 쉬운 실험쥐를 대상으로 한 연구에서, 장내미생물이 파킨슨병에 인과적인 영향을 끼치는 요인임을 보여주는 결과가 나왔다. 연구진은 파킨슨병 증상을 보일 수 있는 실험쥐를 대상으로 파킨슨병의 원인으로는 꼽히는 단백질 '알파-시누클레인'의 응집 현상을 장내미생물이 없는 무균 상태와 비교하였다. 파킨슨병 질환모델의 실험쥐를

---

16 간 기능 장애가 있는 환자에서 의식이 나빠지거나 행동의 변화가 생기는 것을 말한다

장내미생물이 거의 없는 무균 상태로 기른 결과 무균 실험쥐에서는 파킨슨병 증상인 뇌 염증과 운동장애 같은 증상이 일반적인 장내미생물을 지닌 실험쥐에 비해 훨씬 줄어든 것으로 나타났다. 즉, 파킨슨병의 원인 단백질이 과다 발현된다 해도 장내미생물이 거의 없는 무균 상태에선 이 단백질이 덩어리로 뭉치는 일이 적어졌고, 덕분에 무균 실험쥐에선 운동장애나 근육퇴화 같은 증상도 훨씬 줄었다는 것이다. 연구진은 장내미생물의 대사물질인 짧은 사슬 지방산(SCFA)을 무균 쥐가 먹게 했을 때에도 파킨슨병 증상으로 뇌 염증과 운동장애가 나타났음을 확인하였다. 이런 연구결과들은 종합하여 파킨슨병의 원인물질인 알파-시누클레인 단백질의 응집, 면역계 활성화, 장내미생물의 대사산물이 파킨슨병과 서로 연관되어 있다고 결론 내렸다.

그 밖의 질병

① 만성피로증후군

만성피로증후군은 특별히 원인이 되는 질환 없이 임상적으로 설명되지 않는 피로가 6개월 이상 지속적 또는 반복적으로 나타나 일상생활에 심각한 장애를 받는 상태를 말한다. 과거에는 만성피로증후군이 바이러스 질환일 것이라는 추측 이외에도 여러 가지 학설이 있었지만 정확하게 그 원인을 알 수 없었다. 그러나 최근 장내미생물 연구를 통해 만성피로증후군 환자의 장 속에 유익균이 감소하고 소장에 유해균이 대거 증식하는 것이 밝혀졌다. 기본적으로 소장에는 대장과 다르게 장내세균이 별로 존재하지 않는다. 인구밀도가 높지 않은 시골과 같은 곳이다. 그러나 만성피로증후군 환자에게서는 소장에 나쁜 세균들이 과잉 증식되는 것이 발견된 것이다. 이러한 증상을 소장세균 과다증식, 영어로 SIBO(Small Intestine Bacterial Overgrowth)라고 한다. 결국 만성피로증후군의 치료를 위해 소장세균과다증식을 억제하는 것이 하나의 방법이 될 수 있음을 시사하는 것이다.

보통 소장세균과다증식이 생길 경우에는 항생제를 처방하거나 유산균을 처방한다. 유산균은 장내에서 유익균으로 작용하여 우리의 면역시스템을 유지해주고, 장 내에 뿜어내는 여러 가지 유용 물질들로 인해 노화 과정의 억제, 신진대사의 촉진, 에너지 전달 등 많은 것들을 인체에 좋은 영향을 미치는 고마운 세균이다. 항생제로 소장의 과잉 증식된 유해균을 제거하고 유산균을 처방함으로써 장내의 감소된 유익균을 회복시키는 것으로 만성피로증후군의 증상도 완화시킬 수 있다.

② 자가면역질환

자가면역질환은 몸을 지켜야 할 면역체계에 이상이 생겨 외부바이러스의 침입을 방어하지 못하고 오히려 자기 자신을 공격하는 질병이다. 류마티스 관절염, 루푸스, 하시모토병, 그레이브스병, 다발성 경화증 등이 있으며 많은 자가면역질환들이 글루텐, 중금속, 독소, 스트레스, 감염 등의 원인에 의해 촉발된다는 것이 밝혀졌다. 다만 면역세포가 신체의 서로 다른 부위의 조직을 공격하여 몇몇은 특정 장기를, 어떤 경우에는 몸 전체를 공격하기도 하여 그에 따라 질병이 분류된다. 그러나 많은 종류의 다양한 이름을 가진 자가면역질환은 근본적으로 면역체계에 생긴 문제로 인해 발생한다는 점에서 공통적이며, 기본적으로 면역체계는 장내 미생물의 변화와 아주 밀접한 관계가 있다는 것이 이제는 명백한 사실로 증명되었다.

자가면역질환의 일종인 류마티스 관절염은 관절(보통 손과 발 관절 포함)에 염증이 생겨 부기, 통증, 종종 관절 파괴를 초래하는 염증성 관절염이다. 정확한 원인은 알려져 있지 않지만 면역체계 구성요소가 관절을 에워싸는 연조직(윤활막 조직)을 공격하여 결국 관절 연골, 뼈, 인대가 닳아 관절 내 변형, 불안정, 흉터를 야기한다. 이러한 류마티스 관절염 환자들 중 일부는 장내에 비피도박테리아와 같은 유익균이 감소되어 있다는 것이 밝혀졌다. 비피도박테리아와 같은 유익균이 감소하는 현상은 우리 몸에 안 좋은 영향을 미칠 수 있는데 무엇보다 우리 몸의 면역시스템을 훈련시키는 역할을 하는 유익균들이 감소하게 되면 면역 시스템이 혼란에 빠질 수 있다. 예를 들어 적과 아군을 혼동하여 자신의 조직 또는 세포를 적으로 인식하고 공격을 할 수 있다.

따라서 이러한 자가면역질환과 장내미생물의 관계를 통해 자가면역질환의 치료에 장내미생물을 응용할 수 있는 길이 생겼다고 할 수 있다. 장내 유해균을 제거하고 유익균을 공급하는 것이 자가면역질환의 치료에 도움이 될 수 있다.

③ 심혈관질환(동맥경화, 고혈압)

동맥경화는 혈관의 가장 안쪽에 있는 내막에 콜레스테롤이나 중성지방이 쌓이면서 혈관이 좁아지고 딱딱하게 굳어지면서 막히게 되는 질병이다. 동맥경화를 일으키는 원인으로 알려진 포스포리피드(phospholipids) 대사에 장내미생물이 관여하는 것으로 알려져 있다.

일부 유산균은 고혈압에 쓰이는 약물 성분 중 하나인 ACE 인히비터(ACE inhibitor)라는 물질을 생산하여 고혈압 환자의 혈압을 떨어뜨릴 수 있다고 한다. 유산균 중 일부는 콜레스테롤을 억제할 수 있다고 알려져 이것을 이용하면 고혈압과 고지혈증 치료에 적용할 수 있을 것으로 기대된다.

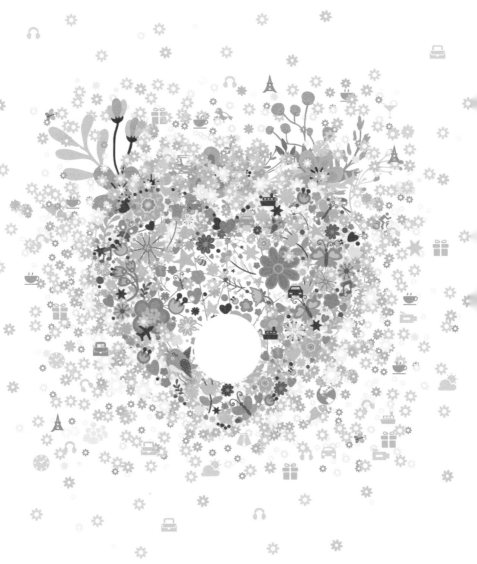

LIZ — Circle of Life_ 2016#21 / 20x20cm / Mixed media on canvas / 2016

장내미생물에서 질병 치료의 열쇠를 찾다

CHAPTER

04

·
·
·

만일 정상인이 유산균을 먹는다면 어떤 효과가
있을까?
정상인에게 유산균을 투여한 경우 감기 몸살,
독감 등 호흡기 질환이나 설사, 배탈 등 소화관
증상으로 학교나 직장에 결석 또는 결근하는
것이 줄어든다는 보고가 있다.

프로바이오틱스

앞서 살펴본 바와 같이 장내미생물에 영향을 주는 요인에는 여러 가지가 있을 수 있다. 실제로 쌍둥이는 생후 초기에는 서로 비슷한 장내미생물을 가지지만 성장하면서 음식, 위생상태, 지역적인 영향, 스트레스 또는 약물 사용 등 여러 요인으로 인해 장내미생물에 차이가 생기기도 한다.

그 중 우리의 식습관이 장내미생물의 조성에 무엇보다 큰 영향을 미친다는 사실은 부인하기 어려울 것이다. 이것은 완전히 다른 식단으로 살아온 두 그룹의 장내미생물 비교를 통해 증명되었다. 한 그룹은 전형적인 미국인의 식단으로 과일과 야채는 거의 먹지 않고 주로 육류 단백질을 통해 하루 3,000칼로리를 섭취하였다. 다른 그룹은 칼로리 섭취를 철저하게 제한하는 사람들로서 최소 지난 2년 동안 하루 1,800칼로리 이하를 섭취하면서 자기가 먹는 음식을 꼼꼼하게 점검한 그룹이다. 이들은 육류가 아닌 채식 식단을 유지하면서 앞의 그룹보다 탄수화물은 3분의 2,

지방은 절반 정도만 섭취해왔다. 이 두 그룹의 장내미생물을 비교한 결과 칼로리 섭취를 제한한 그룹은 전형적 미국인 식단을 가져온 그룹보다 훨씬 풍성하고 다양한 장내미생물 군집 공동체를 형성하고 있었다. 특히 채식주의자들은 건강을 증진시키는 여러 '좋은' 박테리아 종을 갖고 있는 것으로 확인되었다.

이 뿐만이 아니라 여러 다른 연구를 통해서도 식습관이 장내미생물과 건강에 미치는 영향이 보고되었는데, 섬유질이 많은 야채나 과일이 많은 음식을 섭취하면 체내에 유익균들이 증가하게 되고, 이 유익균들이 부티레이트와 GLP-1(Glucagon-Like Peptide1)[17]과 같은 중요한 물질을 생성하는 것으로 나타났다.

부티레이트와 GLP-1은 체내에서 아주 유익한 작용을 하는 물질로써 첫 번째로 대장 장벽의 기능(gut barried of function)을 증가시킨다. 대장 점막은 세포끼리 서로 강하고 두꺼운 장벽을 만들어 낸다. 하지만 유해한 미생물이 들어오면 어깨동무의 힘이 빠져버리는 것처럼 점막 세포간의 장벽이 약해지면서 그 틈으로 장내에 있는 각종 독소나 세균 및 바이러스들이 침투하게 된다. 기왓장이 깨지거나 벽이 균열이 생기는 현상과 같은데 이것을 "장 누수(leaky-gut)" 라고 표현한다.

결국 우리 몸에 유익균들이 부족하게 되면, 대장의 점막세포들이 이루

---

17 혈액 속 포도당의 양을 일정하게 유지시켜주는 인슐린의 분비를 증가시키는 체내 호르몬

고 있는 단단한 접합이 훼손되면서 장안에 있는 독소들이 들어오게 되는 것이다. 이러한 현상이 생기면 우리 몸에 각종 염증, 알레르기, 아토피, 천식을 일으킬 수 있다. 또한 이러한 과정이 계속 진행된다면 크론병이나 궤양성대장염과 같은 염증성 장질환을 유발할 수 있다. 따라서 질병을 예방하기 위해서는 대장 벽 세포들이 서로 단단하게 접합을 유지할 수 있도록 해주어야 하며, 이를 위해 부티르산이 필요하다.

두 번째로는 우리 몸에서 산화스트레스를 감소시키고 염증과정을 억제시킨다. 또한 활성산소[18]를 줄여주고 각종 염증반응을 감소시키는 역할을 한다. 따라서 나이가 들수록 이 부티르산을 만들어내는 좋은 유익균들을 많이 가지고 있어야만 노화와 각종 염증, 암으로부터 우리의 몸을 지킬 수 있다.

세 번째로 식욕을 촉진시키는 작용을 한다. 나이가 들면서 입맛이 떨어지고 체중이 줄어드는데 노화 과정에서 유익균들이 점점 감소하여 부티레이트나 GLP-1도 함께 감소하기 때문이다. 따라서 입맛이 없고 점점 살이 빠질 때 섬유질이 풍부한 음식의 양을 늘리고, 유익균을 함께 공급해준다면 식욕을 돌아오게 할 수 있다.

마지막으로 부티르산과 GLP-1은 인지기능, 운동기능을 향상시키는

....
18 우리의 세포를 공격하는 독성물질

기능을 한다. 나이가 들면 기억력이 낮아지고 판단력이 흐려지는 현상이 발생하는데 경도인지기능장애라고 한다. 이것이 심해지면 치매로 발전하게 되는데 치매를 예방하고 치료하는데 있어서 장내미생물을 활용하여 이 두 가지 물질을 높이면 인지기능, 운동기능을 도모할 수 있다. 특히 나이 드신 분들은 기억력이 감퇴하면서 걸음걸이가 낮아지면서 활동능력도 떨어지게 된다. 이러한 노쇠현상에도 프로바이오틱스(유산균, probiotics)의 공급은 상당히 유용할 것이다.

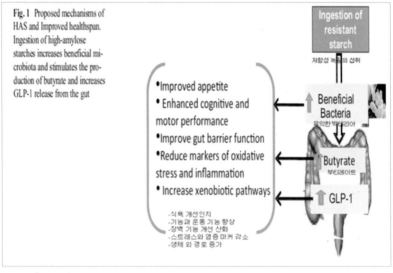

[그림 13] 건강한 음식물 섭취가 체내에 영향을 미치는 과정 (Keenan et al., 2015)

우리가 흔히 말하는 유산균으로 알고 있는 프로바이오틱스는 적당량을 섭취했을 때 인체에 이로움을 주는 살아있는 미생물을 말한다. 현재까지 알려진 대부분의 프로바이오틱스가 유산균이기 때문에 혼용해서 사용하는 경우가 많으나 사실 프로바이오틱스는 유산균을 포함한 유익균의 총

칭이고 그렇다고 해서 모든 유산균이 프로바이오틱스로 인정받은 것은 아니다. 인체에 유익한 미생물인 프로바이오틱스는 몸 안의 위산과 담즙산에서 살아남아서 소장까지 도달하여 장에서 증식하고 정착해야하기 때문에 독성이 없고 비병원성이어야 한다.

일반적으로 프로바이오틱스 제품은 젖당(lactose)을 발효하여 젖산이나 알코올을 생성시켜 만든 발효유 제품으로 주로 섭취된다. 프로바이오틱스는 치즈와 요구르트로부터 김치와 된장에 이르기까지 발효를 이용한 음식들에 많이 들어있기 때문이다. 그러나 최근에는 다양한 건강기능식품이 개발되어 이를 통해 섭취하기도 한다.

한편 프로바이오틱스와 비슷하게 프리바이오틱스(prebiotics)가 있다. 프리바이오틱스는 유익균의 성장과 활동을 촉진하는 성분을 말한다. 쉽게 말하면 유익균의 먹이를 의미하는 것이다. 대부분 소화가 어려운 식이섬유로 이루어져 있으며 장까지 도달하여 미생물의 먹이가 되어 유익균의 성장을 돕는 역할을 한다.

앞서 살펴본 바와 같이 장내미생물은 다양한 질병과 관련이 있으며 유산균과 같은 프로바이오틱스를 통해 질병을 예방하거나 증상을 완화시키고 치료할 수 있다. 표3에는 유산균이 예방하거나 치료할 수 있는 질환에 대해 정리하였다.

[표 3] 유산균이 예방, 치료할 수 있는 질환들

암 (cancer)	다중메커니즘 (Mulitiple mechanisms)	염증성질환 (Inflammatory diseases)	IBD (IBD) 알레르기 (Allergy) 천식 (Asthma)
심장질환 (Heart disease)	신진대사 증후군 (Metabolic syndrome) 동맥경화 (Atherosclerosis)	자기면역질환 (Autoimmune diseases)	
우울증 (Depression)		노화 (Aging)	
간질환 (Hepatic diseases)	동맥경화 (NASH)	비만 (Obesity)	
전염병 (Infectious disease)		중환자/수술 (Critical/Care Surgery)	외상 (Trauma) 췌장염 (Pancreatitis) 이식 (Sepsis) 패혈증 (VAP) VAP예방 (prevention) C. difficile (C. difficile)
설사질환 (Diarrheal disease)	ADD (ADD) 박테리아 (Bacterial) C. difficile 감염 (C. difficile infection) 바이러스성 (Viral)		

*프로바이오틱스는 현재 서구사회가 직면한 건강문제의 예방, 완화 및 치료에 이용할 수 있습니다.

다음에 소개해 드릴 여러 논문들은 외과와 중환자실에서의 유산균 투여가 여러 감염질환을 줄였거나 패혈증을 감소시킨다는 내용에 대한 논문들을 묶어놓은 자료이다.

	Author	Year	Case	Population	Design	Outcome	Character
1	Olah	2002	ICU Setting	N=45, 췌장염 (pancreatitis)	Oat fiber +/- L.Plantarum	Dec infection 4,5 vs 30%	감염 감소
2	McNaught	2002	ICU Setting	N=129, 수술 (Surgery)	+/- L.Plantarum	No change	변하지 않음
3	Rayes	2002	ICU Setting	N=60, 복부 수술 (Abdominal Surgery)	Oat fiber +/- L.Plantarum	Dec infection 10 v 30%	감염 감소
4	Rayes	2005	ICU Setting	N=66, 간 이식 (Hepatic transplant)	Fibers +/- 4 strains probiotics	Dec infection 3 vs 48%	

	Author	Year	Case	Population	Design	Outcome	Character
5	Katsumpasi	2007		N=65, 통풍, 다중외상 (Vent, multiple trauma)	Synbiotics	Dec infection, SIRS, Sepsis, mortality	감염 감소, SIRS, 패혈증, 사망률
6	Rayes	2007		N=67 Whipple operation	Synbiotics	Decrease infections	감염 감소
7	Alberda	2007		N=28 ICU	Probiotics VSL # 3	Enhance immune func	면역 기능강화
8	Springer -vesse	2007		N=113, 외상 (Trauma)	4 groups, Synbiotics	Decrease infection, perm	감염 감소
9	Chunmao	2007 (in press)	ICU Setting	N=45, 수술 후 암 (Post op GI cancer)	Syn/pre/ TPN	Dec infection 47 v 20 v 7%	감염 감소

중환자실에서 치명적인 감염질환을 야기할 수 있는 녹농균(*Pseudomonas aeruginosa*)은 다른 말로 "청색 고름"이라고도 한다. 유산균은 녹농균에도 영향을 미친다. 우리가 중환자실에 입원하게 되면 호흡기관에 녹농균이 달라붙게 되고, 이 균들은 나중에 폐렴이나 패혈증을 일으킬 수 있게 되는데, 유산균을 투여하게 되면 녹농균이 호흡기관에 달라붙는 과정을 지연시킨다는 것이다.

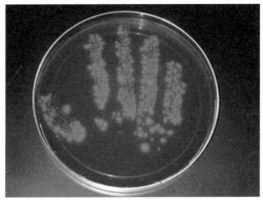

[그림 14] 녹농균

실제로 인공호흡기(ventilato)를 장착한 환자들 중에는 폐렴으로 사망하는 경우가 많은데, 2010년에 심포스(Siempos)등이 크리티컬 케어 메디슨(critical care medicine)에 보고한 메타분석에 따르면, 유산균을 투여한 그룹에서 인공호흡기와 연관된 폐렴이 줄었고 녹농균이 몸 안에서 사는 확률도 줄었다고 한다. 따라서 중환자실에서 녹농균에 대한 감염이나 패혈증을 예방하는데 유산균이 유용하게 사용될 수 있을 것으로 생각된다.

1983년 호주의 베리 마샬 박사에 의해 알려진 헬리코박터 파일로리(*Helicobacter pylori*)[19] 균은 위에 서식하는 미생물이다. 헬로코박터 파이로리는 위궤양이나 십이지장궤양의 원인으로 알려져 있으며 치료하지 않을 경우 만성위염이 발생하는 것으로 나타났다. 유산균 락토바실러스 루테리(*Lactobacillus reuteri*)[20]는 헬리코박터가 위점막세포에 달라붙는 현상을 억제하는 역할을 하여 헬리코박터균의 감염과 염증을 감소시키는데 도움을 줄 수 있다.

또한 헬리코박터균의 제균요법에 유산균을 이용하면 제균율(=박멸률)이 10% 정도 올라간다는 보고가 있다. 그리고 유산균을 제균요법에 쓰는 위산분비 억제제와 항생제 등과 함께 유산균을 투여한다면, 항생제에 대한 부작용을 줄일 수 있다. 실제로 설사, 복통, 메스꺼움, 입맛의 변화

....

19 위 점막 세포를 파괴하는 유해 장내세균

20 모유에서 발견된 유산균인 이 물질은 항균물질인 루테인을 형성하여, 유해균의 번식을 억제하여 유익균이 다시 제자리를 찾아 좋은 균형을 유지하는데 도움

등을 상당히 경감 시킬 수 있기 때문에 헬리코박터 세균의 치료에 유산균을 함께 투여하는 것이 도움이 될 수 있다.

항생제에 의한 설사의 예방에 유산균이 유용할 수 있음을 알려주는 논문들을 소개하겠다. 락토바실러스 카제이(*Lactobacillus casei*)를 음료형태로 주었을 때 항생제에 의한 설사의 발생률이 22% 줄었다는 저널 BMJ의 학술보고가 있다. 이것은 실제로 중환자실에서 많이 문제가 되는 슈퍼박테리아 감염의 일종인 VRE(vancomycin–resistant *enterococci* infection)의 경우로 락토바실러스가 들어간 요구르트를 먹은 그룹의 경우에는 VRE 세균이 4주만에 거의 없어진 반면 요구르트를 먹지 않은 그룹은 12명 중에 1명만 VRE 세균이 없어지고 나머지 11명은 VRE 세균을 그대로 가지고 있는 것으로 확인되었다. 따라서 유산균을 투여하는 것으로 VRE 같은 세균이 우리 몸 안에 달라붙어 문제를 일으킬 소지를 줄여준다고 할 수 있다.

유산균들이 하는 중요한 역할 중 하나는 미세혈관의 혈전증을 예방하는 역할이다. 유산균이 혈관 내피세포에 혈액성분들이 붙는 과정, 즉 피가 뭉쳐서 피가 원활하게 돌아가는 것을 막는 혈전과정을 억제해줄 수 있다. 현대인들이 흔하게 겪고 있는 질환인 심근경색이나 뇌졸중과 같은 심혈관계 질환을 유산균을 통해 예방할 수 있다는 것이 증명된 것이기 때문에 향후 심혈관계 질환의 예방과 치료에 유산균이 응용될 가능성이 높다고 예측할 수 있다.

최근 락토바실러스를 투여함으로써 화학물질로 인한 직장 · 대장암 발생을 억제했다는 보고가 저널 Gastroenterology(2016)에 실렸다. 이 논문은

비록 동물실험이긴 하지만 향후에 직장 대장암의 예방에 유산균이 유용하게 사용될 수 있을 가능성을 보여주고 있다.

또 다른 연구로는 유산균 투여가 쥐에서 간세포 암의 발생 및 성장을 억제했다는 논문이 있다. 유산균을 투여한 쥐들에서는 암세포가 현저하게 줄어들었고 유산균을 사용하지 않는 경우에는 암세포의 크기가 상당히 커져 있음을 확인할 수 있었다. 이것은 앞으로 간암의 예방과 치료에 유산균이 사용될 가능성이 있음을 보여준다.

정리해 보면, 장내세균이 뿜어내는 독소들이 장으로부터 간으로 이동하여 간암이 발생한다고 할 수 있다. 장에서 간으로의 독소이동은 간암발생에 있어서 굉장히 중요한 역할을 하기 때문에 만일 유산균을 통해 건강한 장내세균을 조절할 수 있다면 이것은 간암의 예방과 치료에 도움이 될 수 있을 것이다.

그 밖에도 궤양성대장염 수술 후에 생긴 주머니염증(pouchitis)[21]이나 항생제를 써서 생기는 설사 혹은 장염에 유산균을 처방하는 것이 도움이 될 수 있다. 또한 자꾸 재발하는 클로스트리듐 디피실리 장염, 간이식 후에 생기는 감염증상의 예방, 복부수술 후에 생기는 각종 감염증의 예방에도 유산균이 유익 할 수 있다.

....

21 심한 대장질환으로 인한 수술을 한 경우, 대장을 모두 제거하고 회장과 항문을 직접 연결할 수도 있다. 이런 경우에는 소장을 접어서 주머니를 만들어 항문에 연결해 주는데 이것에 염증이 생기면 "주머니염증(소장)"이라고 한다.

만일 정상인이 유산균을 먹는다면 어떤 효과가 있을까?

정상인에게 유산균을 투여한 경우 감기 몸살, 독감 등 호흡기 질환이나 설사, 배탈 등 소화관 증상으로 학교나 직장에 결석 또는 결근하는 것이 줄어든다는 보고가 있다. 정상인에게도 유산균을 투여하면 더욱 면역력을 키울 수 있고 건강해질 수 있기 때문에 좀 더 활기찬 학교생활 및 직장생활을 해나갈 수 있으리라 생각한다. 이와 마찬가지로 유치원이나 유아원에 다니는 어린이들에게 유산균을 투여했을 때도 지각 및 결석을 감소시킨다는 논문이 보고되고 있다. 또한 저널 Nutrition(2010)에 따르면 임신한 여성들이 유산균을 복용한 경우 임신성 당뇨(gestational diabetes)가 줄어들었다는 연구가 있었다.

질병의 진단과 치료

앞서 살펴본 바와 같이 장내미생물은 우리 몸에 영향을 미쳐 질병을 일으키는 원인이 되기도 하고 치료를 위한 해법이 되기도 한다. 따라서 우리가 더럽게 생각했던 대변도 치료약으로써 신약 개발과 또 하나의 새로운 비즈니스 산업으로 발전해 가고 있다. 현재 미국이나 유럽에서는 혈액은행과 정자은행, 장기은행에 이어 대변은행이 등장했다. 사람의 대변을 수집·가공·저장하고 연구 또는 질병 치료에 건강한 사람의 대변을 공급하는 역할을 하는 대변은행은 대변을 활용하여 신약을 개발하기 위한 시도도 하고 있다.

미국의 세레스 테라퓨틱스(Seres Therapeutics)와 오픈바이옴(Openbiome)
이 대표적인 회사이다. 세레스에서는 건강한 사람의 대변에서 추출한 성
분을 이용하여 클로스트리듐 디피실리 장염, 염증성 장질환 등 질병의
치료를 위한 신약을 개발하고 임상시험을 수행하고 있다.

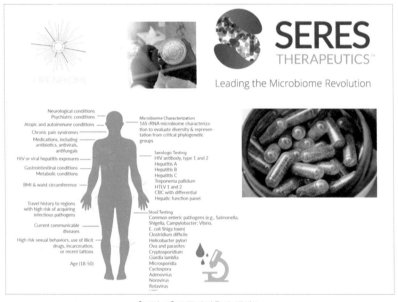

[그림 15] 오픈바이옴과 세레스

한편 비영리 회사인 오픈바이옴은 건강한 사람으로부터 대변을 기증
받는다. 치료제로 쓰이기 위한 대변을 기증하기 위해서는 엄격한 기준
을 통과해야 한다. 간염, 장염, 각종 바이러스질환, 식중독균들이 없어야
할 뿐 아니라 신경계질환(치매, 파킨슨병), 정신질환(우울증, ADHD, 자폐증
등), 자가면역질환(아토피, 알레르기, 천식 등)을 가지고 있지 않은 건강한
사람만 대변 기증이 가능하다. 또한 통증을 느끼는 과정에도 장내미생물

이 관여를 하게 되므로, 크로닉페인신드롬(chronic pain syndrome), 즉 만성 통증 증후군을 가지고 있어도 대변 기증이 불가능하며, 항생제나 항바이러스제 혹은 항진균제를 복용한 사람들도 기증할 수 없다. 항생제와 같은 약물들은 장내에 있는 건강한 세균총에 영향을 주기 때문이다.

그 밖에 에이즈 HIV의 감염, 감염질환이 많은 곳으로 여행 간 사람, 소화관 질환, 당뇨, 비만인 사람들도 마찬가지로 기증을 할 수 없는데 BMI[22]와 허리둘레 정보가 들어가게 된다. 나이는 18~50세로 한정되어 있다. 너무 어리면 장내미생물의 다양성이 적고, 반면에 나이가 너무 많으면 장내에서 좋은 유익균은 감소하고 유해균은 증가하기 때문이다.

이렇게 수많은 테스트를 통해야만 자신의 대변을 기증할 수가 있는데 일단 요건을 만족하여 오픈바이옴에 대변이 합격이 하게 되면 기증할 때마다 5만원(약 미화 40달러)가량의 사례비를 받는다. 실제로 대변이 돈이 되는 시대, 비즈니스가 되는 시대가 온 것이다. 이렇게 하여 기증받은 건강한 사람의 대변을 동결건조하여 위 사진에 나타난 캡슐처럼 만들기도 하고 항생제 유발 장염의 치료를 위한 대변이식에 이용되기도 한다.

우리는 장내미생물이 교란되어 발생하는 질병을 예방하고 치료하기 위해서, 장내미생물을 기반으로 한 치료 및 신약개발에 관심을 갖고, 국가의 적극적인 지원이 절대적으로 요구되는 시대를 살고 있다. 우스갯소리

----

22 비만도 판정 시 사용

로 오픈바이옴이란 회사에 자기 대변을 합격시키는 것이 하버드대학교
에 들어가는 것보다 어렵다고 한다.

　이만큼 현대인들의 장내세균들을 오염되어 있고 건강한 장내미생물을
갖기 어려운 시대에 살고 있다. 여러 가지 외적인 환경들은 결국 현대인
들의 장내 환경을 황폐화시키고 있다 보니 우리는 아토피, 알레르기, 천
식, 치매, 우울증, 자폐증, 비만, 당뇨, 심장질환, 뇌졸중, 각종 암 등 다
양한 질환에 시달리게 되었다. 그러나 미래의학은 대변에서 나오는 유용
한 미생물과 미생물에서 생성되는 여러 가지 물질을 응용한 신약개발이
희망으로 다가올 것이다.

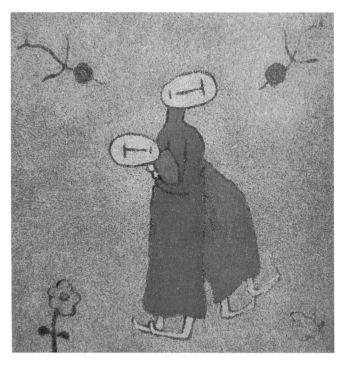

김태원 – 사랑

결론

CHAPTER

05

-
-
-

"모든 질병은 장에서부터 시작된다"
— Hippocrates 460 BC – 370BC

1 현재까지 시험 관내 및 동물계 연구에 근거하여 활용 가능한 정보로는 프로바이오틱스가 발암 예방 및 암 진행 억제에 이상적인 선택임을 보여준다.

2 프로바이오틱스를 이용한 암의 예방과 치료는 사람을 대상으로 하는 임상 시험과 증거를 통해 철저한 조사와 좀 더 상세한 연구가 필요하다.

3 장이 아닌 비만, 당뇨병, 대사증후군, 노화(근감소증, 노쇠)와 같은 곳에서의 프로바이오틱스의 역할도 흥미로운 부분이다.

4 향후 유전적으로 항원결정부에 의해 조작된 미생물(면역반응의 개선된 전달을 위한)을 이용한 백신 연구도 진행중이다.

5 최근 항생제 유발 장염, 크론병, 궤양성대장염, 과민성 장증후군 심지어 인슐린 민감도를 증가시키는 대사증후군의 유발을 억제하는 등 흥미로운 영역을 연구하여, 우리의 몸을 보호하기 위해 대변세균총이식을 이용한 사례가 주목되고 있다.

현대 의학에서 빅뱅으로 여겨지는 두 가지가 있다면 하나는 줄기세포이고 또 다른 하나는 장내미생물이라고 생각한다. 줄기세포는 아직 가야할 길이 상당히 멀다. 하지만 프로바이오틱스와 장내미생물을 이용한 치료제, 약재의 개발은 상당히 근접해 있다. 인간이 수백만 년 동안 장내세균과 공생하여 진화해 옴에 따라 이제는 장내미생물을 기반으로 한 신약과 신물질, 건강기능식품, 각종음료 및 식품개발에 진력을 기울여야 한다. 이미 미국, 유럽, 일본, 중국과 같은 나라는 장내미생물을 기반으로한 여러 연구에 국가적인 역량을 총동원하여 적극 지원하고 있다. 이제한국도 더 이상 뒤처질 수 없다. 장내미생물을 기반으로 한 새로운 치료제의 개발, 즉 신물질 개발에 전국가적인 역량을 집중해야할 때가 온 것이다. 장 안에 사는 200조의 다양한 미생물을 이용하여 적극적으로 의학에 활용한다면 우리 앞에 무병장수의 시대, 100세 이상을 사는 장수의학의 시대가 펼쳐질 것이다.

마지막으로 히포크라테스가 한말을 다시 한 번 강조하고 싶다.

"모든 질병은 장에서부터 시작된다" – Hippocrates 460 BC– 370BC

Conclusion

1 Knowledge available so far based on in vitro and animal-based studies indicate that probiotics is an ideal choice for the prevention of carcinogenesis and suppression of cancer progression.

2 Prevention and treatment of cancer using probiotics need a thorough investigation and more detailed study with human clinical trials and evidences.

3 More intriguing is the role of probiotics in nongastrointestinal disorders, such as obesity, diabetes mellitus, and metabolic syndrome and aging(sarcopenia, frailty)

4 The future of using genetically modified microorganisms to provide epitopes for vaccine delivery to improve the immune response is also being researched.

5 Of note is the recent use of Fecal Microbiota Transplants(FMT) to protect against C. *difficile*, IBD(Crohn's Disease, Ulcerative Colitis), IBS(Irritable Bowel Syndrome) and even to counter the metabolic syndrome by increasing insulin sensitivity in the latter; an exciting area for research.

감사의 글

이 책의 집필을 끝마치고 드디어 책을 발간하게 되었습니다. 이 책의 시작은 조금 더 쉽고 가까이에서 환자분들과 보호자분들께 더 나아가서는 일반인분들에게 도움을 주고자 쓰게 되었습니다. 이 책이 많은 분들에게 우리 몸속의 장내세균을 좀 더 새로운 각도에서 바라볼 수 있도록 도움을 줄 수 있는 지표가 되길 바랍니다.

바쁜 와중에 책을 집필하다 보니 많은 도움을 받았고 이에 감사드릴 분들이 많습니다. 먼저 책을 집필하는데 있어 분주하고 바쁜 와중에도 도움을 준 분당서울대학교 병원 소화기내과의 송인성 교수님, 김나영 교수, 박영수 교수, 신철민 교수, 윤혁 교수, 최윤진 교수님께 감사의 뜻을 전합니다. 또한 분당서울대학교병원 신경과 김상윤 교수님에게도 감사함을 보냅니다. 그 외 책의 발간을 가까이서 도와준 ㈜바이오뱅크힐링의 직원들에게도 감사를 보냅니다. 연구에 대해 많이 논하고 있는 ㈜MD헬스케어의 김윤근 대표에게도 감사의 뜻을 전합니다.

끝으로 바쁜 시간 속에서 끊임없는 열정과 영감을 갖도록 도와준 부모님, 장모님, 수호 갤러리 관장으로 있는 사랑하는 나의 아내 이지수와 나의 아들 이원석, 이연석에게 진심으로 감사함을 표합니다.

2017. 12.

저자 이동호

참고문헌

Alberda, C., Gramlich, L., Meddings, J., Field, C., McCargar, L., Kutsogiannis, D., . . . Madsen, K. (2007). Effects of probiotic therapy in critically ill patients: a randomized, double-blind, placebo-controlled trial. *Am J Clin Nutr, 85*(3), 816-823.

Cebra, J. J. (1999). Influences of microbiota on intestinal immune system development. *Am J Clin Nutr, 69*(5), 1046S-1051S.

Funkhouser, L. J., & Bordenstein, S. R. (2013). Mom knows best: the universality of maternal microbial transmission. *PLoS Biol, 11*(8), e1001631. doi:10.1371/journal.pbio.1001631

Hsiao, E. Y., McBride, S. W., Hsien, S., Sharon, G., Hyde, E. R., McCue, T., . . . Mazmanian, S. K. (2013). Microbiota modulate behavioral and physiological abnormalities associated with neurodevelopmental disorders. *Cell, 155*(7), 1451-1463. doi:10.1016/j.cell.2013.11.024

Han Chunmao, Martindale R., Huang H., et al. (2007). Pre- and postoperative enteral supply of a synbiotic composition reduces the incidence of postoperative septic complications in abdominal cancer surgery. *In press.*

Jackson, M. A., Jeffery, I. B., Beaumont, M., Bell, J. T., Clark, A. G., Ley, R. E., . . . Steves, C. J. (2016). Signatures of early frailty in the gut microbiota. *Genome Med, 8*(1), 8. doi:10.1186/s13073-016-0262-7

Kamada, N., Seo, S. U., Chen, G. Y., & Nunez, G. (2013). Role of the gut microbiota in immunity and inflammatory disease. *Nat Rev Immunol, 13*(5), 321-335. doi:10.1038/nri3430

Kanazawa, K., Konishi, F., Mitsuoka, T., Terada, A., Itoh, K., Narushima, S., . . . Kimura, H. (1996). Factors influencing the development of sigmoid colon cancer. Bacteriologic and biochemical studies. *Cancer, 77*(8 Suppl), 1701-1706. doi:10.1002/(SICI)1097-0142(19960415)77:8<1701::AID-CNCR42>3.0.CO;2-0

Keenan, M. J., Marco, M. L., Ingram, D. K., & Martin, R. J. (2015). Improving healthspan via changes in gut microbiota and fermentation. *Age (Dordr), 37*(5), 98. doi:10.1007/s11357-015-9817-6

Kontis, V., Bennett, J. E., Mathers, C. D., Li, G., Foreman, K., & Ezzati, M. (2017). Future life expectancy in 35 industrialised countries: projections with a Bayesian model ensemble. *Lancet, 389*(10076), 1323-1335. doi:10.1016/S0140-6736(16)32381-9

Lenoir-Wijnkoop, I., Sanders, M. E., Cabana, M. D., Caglar, E., Corthier, G., Rayes, N., . . . Wolvers, D. A. (2007). Probiotic and prebiotic influence beyond the intestinal tract. *Nutr Rev, 65*(11), 469-489.

Luoto, R., Laitinen, K., Nermes, M., & Isolauri, E. (2010). Impact of maternal probiotic-supplemented dietary counselling on pregnancy outcome and prenatal and postnatal growth: a double-blind, placebo-controlled study. *Br J Nutr, 103*(12), 1792-1799. doi:10.1017/S0007114509993898

McNaught, C. E., Woodcock, N. P., MacFie, J., & Mitchell, C. J. (2002). A prospective randomised study of the probiotic Lactobacillus plantarum 299V on indices of gut barrier function in elective surgical patients. *Gut, 51*(6), 827-831.

Moore, W. E., & Moore, L. H. (1995). Intestinal floras of populations that have a high risk of colon cancer. *Appl Environ Microbiol, 61*(9), 3202-3207.

Morley, M., Molony, C. M., Weber, T. M., Devlin, J. L., Ewens, K. G., Spielman, R. S., & Cheung, V. G. (2004). Genetic analysis of genome-wide variation in human gene expression. *Nature, 430*(7001), 743-747. doi:10.1038/nature02797

O'Toole, P. W., & Jeffery, I. B. (2015). Gut microbiota and aging. *Science, 350*(6265), 1214-1215. doi:10.1126/science.aac8469

Olah, A., Belagyi, T., Issekutz, A., Gamal, M. E., & Bengmark, S. (2002). Randomized clinical trial of specific lactobacillus and fibre supplement to early enteral nutrition in patients with acute pancreatitis. *Br J Surg, 89*(9), 1103-1107.

Paul, B., Barnes, S., Demark-Wahnefried, W., Morrow, C., Salvador, C., Skibola, C., & Tollefsbol, T. O. (2015). Influences of diet and the gut microbiome on epigenetic modulation in cancer and other diseases. *Clin Epigenetics, 7*, 112. doi:10.1186/s13148-015-0144-7

Philippe Gérard. (2014). Metabolism of Cholesterol and Bile Acids by the Gut Microbiota. *Pathogens, 3*(1), 14-24; doi:10.3390/pathogens3010014

Rayes, N., Seehofer, D., Muller, A. R., Hansen, S., Bengmark, S., & Neuhaus, P. (2002). [Influence of probiotics and fibre on the incidence of bacterial infections following major abdominal surgery - results of a prospective trial]. *Z Gastroenterol, 40*(10), 869-876. doi:10.1055/s-2002-35259

Rayes, N., Seehofer, D., Theruvath, T., Schiller, R. A., Langrehr, J. M., Jonas, S., . . . Neuhaus, P. (2005). Supply of pre- and probiotics reduces bacterial infection rates after liver transplantation--a randomized, double-blind trial. *Am J Transplant, 5*(1), 125-130. doi:10.1111/j.1600-6143.2004.00649.x

Rayes, N., Seehofer, D., Theruvath, T., Mogl, M., Langrehr, J. M., Nussler, N. C., . . . Neuhaus, P. (2007). Effect of enteral nutrition and synbiotics on bacterial infection rates after pylorus-preserving pancreatoduodenectomy: a randomized, double-blind trial. Ann Surg, 246(1), 36-41. doi:10.1097/01.sla.0000259442.78947.19

Rhee, S. H., Pothoulakis, C., & Mayer, E. A. (2009). Principles and clinical implications of the brain-gut-enteric microbiota axis. *Nat Rev Gastroenterol Hepatol, 6*(5), 306-314. doi:10.1038/nrgastro.2009.35

Rijkers, G. T., Bengmark, S., Enck, P., Haller, D., Herz, U., Kalliomaki,

M., . . . Antoine, J. M. (2010). Guidance for substantiating the evidence for beneficial effects of probiotics: current status and recommendations for future research. *J Nutr, 140*(3), 671S-676S. doi:10.3945/jn.109.113779

Saad, R., Rizkallah, M. R., & Aziz, R. K. (2012). Gut Pharmacomicrobiomics: the tip of an iceberg of complex interactions between drugs and gut-associated microbes. *Gut Pathog, 4*(1), 16. doi:10.1186/1757-4749-4-16

Sampson, T. R., Debelius, J. W., Thron, T., Janssen, S., Shastri, G. G., Ilhan, Z. E., . . . Mazmanian, S. K. (2016). Gut Microbiota Regulate Motor Deficits and Neuroinflammation in a Model of Parkinson's Disease. *Cell, 167*(6), 1469-1480 e1412. doi:10.1016/j.cell.2016.11.018

Walker, A. W., & Parkhill, J. (2013). Microbiology. Fighting obesity with bacteria. Science, 341(6150), 1069-1070. doi:10.1126/science.1243787

Williams, C. S., Mann, M., & DuBois, R. N. (1999). The role of cyclooxygenases in inflammation, cancer, and development. *Oncogene, 18*(55), 7908-7916. doi:10.1038/sj.onc.1203286

WHO(World Health Organization)'s Antimicrobial resistance: Global report on surveillance 2014. *Infection Control and Hospital Epidemiology,* Vol. 33, No. 4, April 2012.

참고사이트 및 국내문헌

노화와 관련된 질환연구의 현황 및 시사점. 한국과학기술기획평가원. 2012
환경성질환의 이해와 국내 동향. 국립환경과학원. 2009
www.serestherapeutics.com
http://www.openbiome.org/
www.donga.com

언론보도

매체	타이틀	날짜
미주중앙일보	비데 과용, 변비약 의존 벗어나야 '겨울 변비' 탈출합니다	2018-01-03
이데일리tv	[이데일리N] "친환경 농산물 섭취, '장 건강 개선' 도움"	2017-12-27
농민신문	[인터뷰] 이동호 분당서울대병원 소화기내과 교수	2017-12-01
농민신문	친환경농산물 식단, 장내 유익균 생성에 도움	2017-12-01
월간암	1~2잔에도 암발생 위험 높아진다	2017-11-28
경향신문	[의술인술] 친환경 농산물의 '이유 있는' 아토피 개선 효과	2017-11-21
중앙일보	[건강한 가족] 비데 과용, 변비약 의존 벗어나야 '겨울 변비' 탈출합니다	2017-11-20
YTN 뉴스	소주 1~2잔에도 암 위험… "절주보다 금주해야"	2017-10-18
메디게이트뉴스	한국인, 술 조금만 마셔도 암위험 증가	2017-10-17
한겨레	"식도암 · 대장암 등 소화기계 암 예방하려면 아예 금주해야"	2017-10-17
이코노믹리뷰	[주목, 이 연구] 하루 1잔 마시는 술이 건강에 이롭다? '소주'는 해당 안돼	2017-10-17
MBC 뉴스	"한국인, 소주 1~2잔에도 암 발생 위험… 금주해야"	2017-10-17
전자신문	[소프트웨이브2017] 휴먼마이크로바이옴 시대, 본격 닻 올렸다	2017-09-17
농민신문	[건강한 삶, 무병장수의 길] 음식도 '과유불급'… 소박한 식단이 건강 지킨다	2017-09-08
전자신문	삼성 바이오, 자가면역질환 '삼두마차' 확보·· 반도체 영광 재현 자신	2017-08-15
헬스조선	장(腸) 건강 책임지는 음식 2가지	2017-08-03
전자신문	정밀의료 기대주 '미생물', 미래의학 한류 이끈다	2017-07-03
이코노믹리뷰	저체중 · 음주자라면 소리 소문 없이 '식도암' 걸릴수도	2017-06-15
중앙일보	[건강한 당신] 스트레스 · 세균 잡는 매운맛, 채소랑 먹어야 탈 안 나요	2017-06-14
중앙일보	마르고 간수치 높은 중장년, 식도암 3.65배 위험	2017-06-13
헬스조선	"얕잡아봐선 안 되는 변비… 체중 감소, 복통 동반되면 얼른 병원 가세요"	2017-06-09
전자신문	[人사이트] 이동호 분당서울대병원 교수, 무병장수의 비밀 '미생물'에서 찾다	2017-06-04
한국경제	대변으로 신약개발 꿈꾸는 바이오뱅크힐링	2017-05-12

한국경제	이동호 바이오뱅크힐링 대표 "대변에서 유익균 뽑아 신약 개발 · 질병 진단"	2017-05-07
동아사이언스	열심히 싸고 부자되자…'똥'이 돈이 되는 세상	2017-04-21
경향신문	[만성질환을 이기자](12)짜고 기름진 식습관 '대장암 씨앗' 용종 키워	2017-04-04
청년의사	바이오뱅크힐링 등 마이크로바이옴 사업 공동 추진	2017-03-31
국민일보	국내 4개 회사, 차세대 바이오 '마이크로바이옴' 공동사업 추진	2017-03-30
전자신문	김치 · 청국장 유산균으로 탈모 정복, 바이오 · ICT 기업 뭉쳤다	2017-03-29
연합뉴스	구혜선 '알레르기성 소화기장애'는 어떤 질환?	2017-03-24
조선일보	녹차 속 카테킨이 염증 억제해 대장암 재발 막는다	2017-03-22
YTN	"하루에 녹차 최소 4잔, 대장 용종 예방 효과"	2017-03-20
동아일보	녹차 추출물, 대장 선종 · 대장암 예방에 효과	2017-03-20
조선일보	국내 연구진, '녹차 추출물의 대장암 예방' 효과 밝혀	2017-03-20
중앙일보	[식품영양학박사 배지영 기자의 푸드&메드] 아침엔 빵, 점심엔 짜장면, 저녁엔…	2017-02-06
YTN 다큐S프라임	밀가루, 사랑해도 될까요?	2016-12-29
경향신문	[헬스 Q&A]잦은 방귀엔 섬유질 음식과 유산균이 제격	2016-12-27
의협신문	"의대 교과서와 완전히 다른 노인질환, 속단하면 놓쳐"	2016-11-11
YTN사이언스	[YTN사이언스] 고지방 다이어트 효용성 논란 가열	2016-10-26
중앙일보	[건강한 가족] 유해균 공격, 면역세포 증식…장 건강 지켜 면역력 높인다	2016-10-24
YTN PLUS	[헬스플러스라이프] 저탄수화물 · 고지방 식단의 '경고', 살은 뺐지만 건강에는 毒?	2016-10-10
매일경제	몸속 미생물 전쟁…유익균이 건강을 지배한다	2016-09-02
조선일보	소독에 1만8000원 드는데 수가 0원 "내시경 하면 할수록 손해"	2016-08-24
조선일보	변비 증상 오면 식이섬유 먹어라? 오히려 가스 유발, 변비약이 더 효과	2016-08-10
KBS 아침이 좋다	식이섬유, 많이 먹으면 독?	2016-06-21
중앙일보	[건강한 가족] 기억력 · 감성 쑥↑감기 · 혈당 뚝↓다시 보자 프로바이오틱스	2016-06-13
헬스조선	'먹는 행복'과 '100세 건강' 둘 다 지키는 방법	2016-05-17
조선일보	100세까지 '팔팔'하게 장수하고 싶다면	2016-04-21
매일경제	[Pharmacy] 장건강에 아토피 예방까지…재주꾼 '프로바이오틱스'	2016-04-20

유산균이 운명을 바꾼다

초판 1쇄 인쇄 2017년 12월 21일
2쇄 발행 2021년 03월 26일
지은이 이동호

펴낸이 김양수
편집 이정은
디자인 정희진

펴낸곳 도서출판 맑은샘
출판등록 제2012-000035
주소 경기도 고양시 일산서구 중앙로 1456(주엽동) 서현프라자 604호
전화 031) 906-5006
팩스 031) 906-5079
홈페이지 www.booksam.co.kr
블로그 http://blog.naver.com/okbook1234
페이스북 https://www.facebook.com/booksam.co.kr
이메일 okbook1234@naver.com

ISBN 979-11-5778-255-0 (03510)